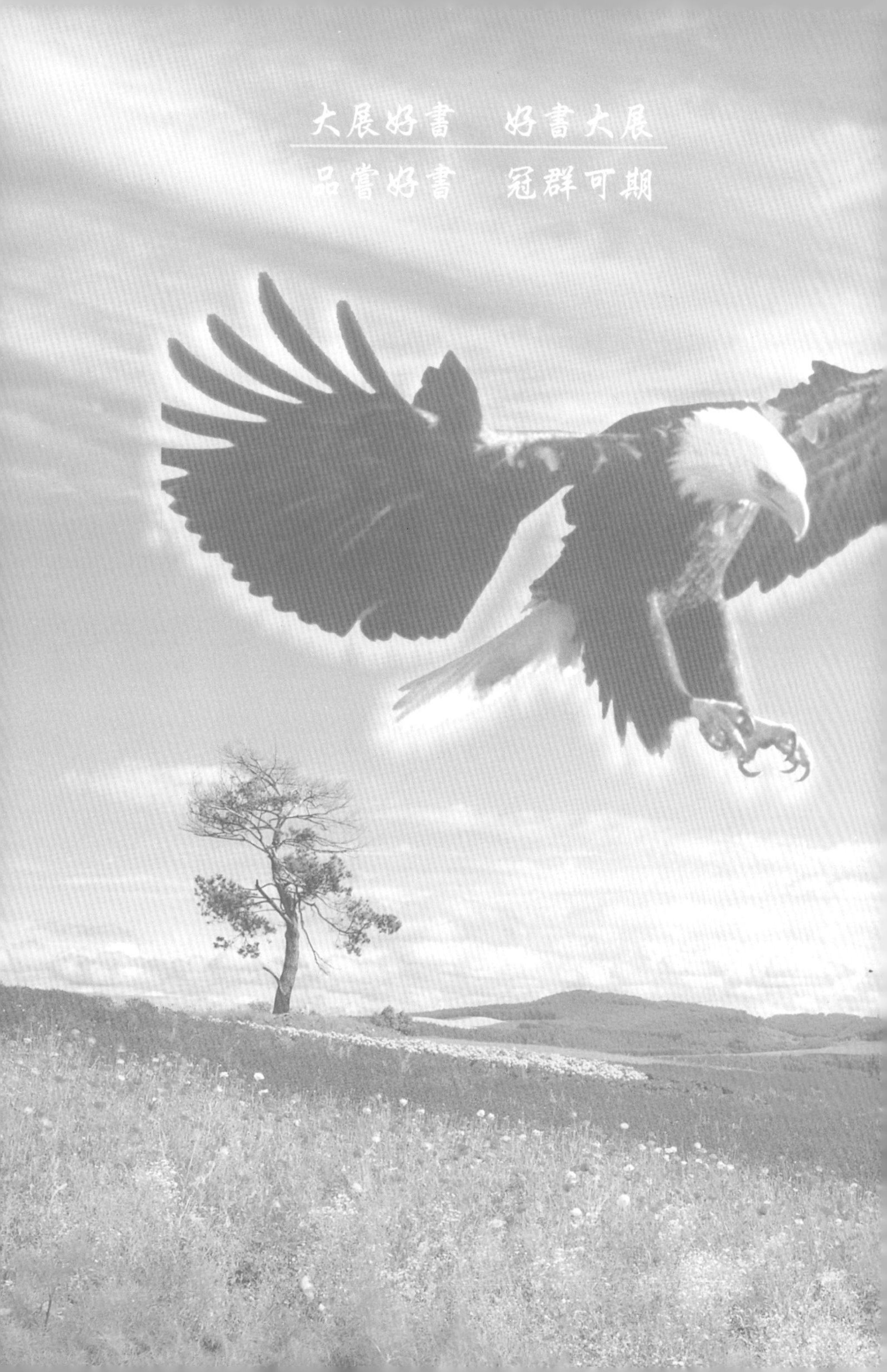

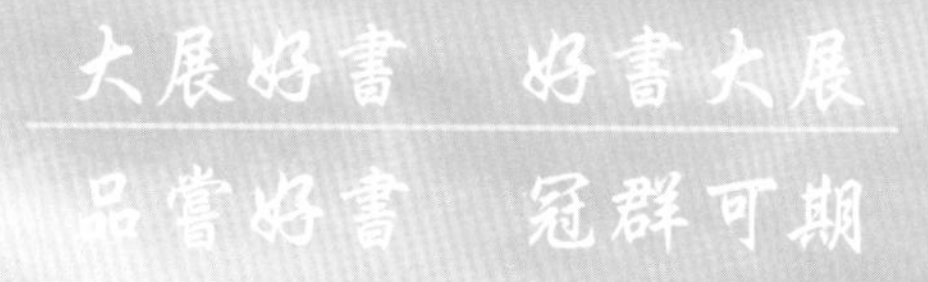
大展好書　好書大展
品嘗好書　冠群可期

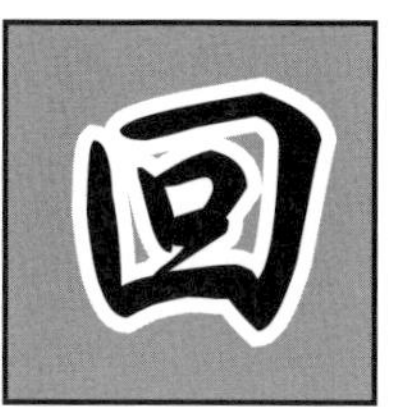

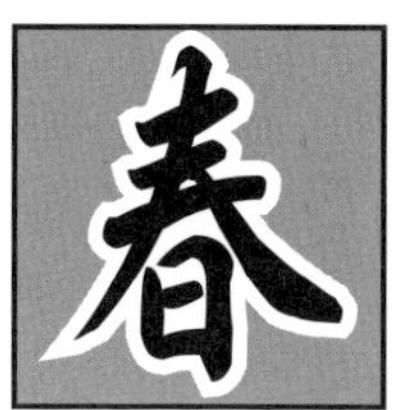

養生術

陸　明 編著

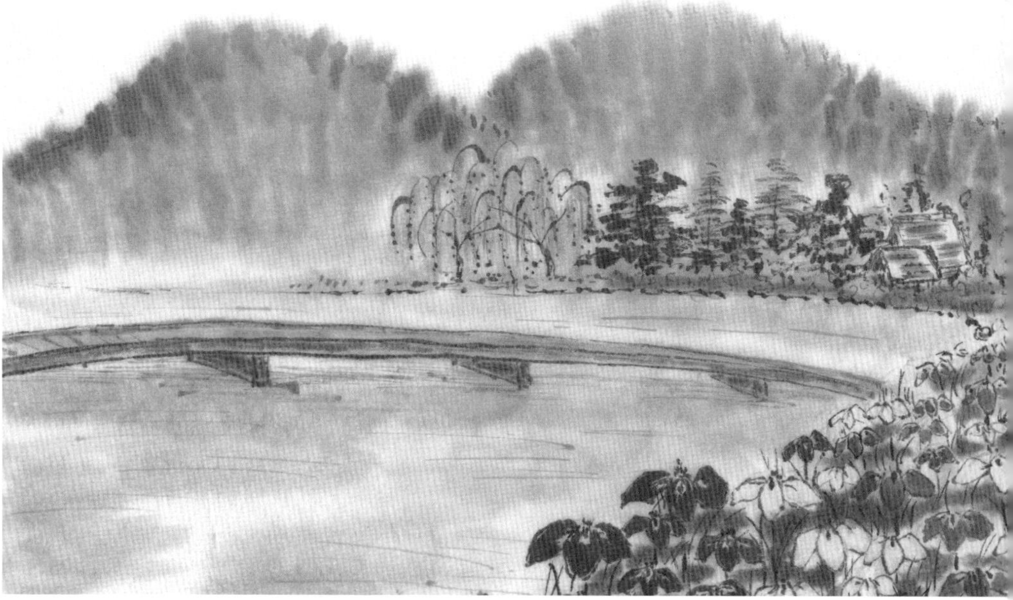

品冠文化出版社

前言

隨著現代人生活水準不斷的提升，以及各種競爭壓力的增大，人們追求營養、注重保健，更希望健康、長壽，努力使自己年輕一些，更是成為一種時尚。

自己的健康自己負責，疾病我們可以交給醫生，然而健康不能交給醫生，應該交給自己。因為醫生可以幫助我們醫好身體病痛，但不能保證我們的健康。

「最好的醫生是自己」，我們的健康之所以出現了問題，大多數情形下都是由自己造成的，可能生活中一個小小的疏忽，就會讓我們久病纏身，甚至危在旦夕。健康掌握在你手中，關注生活中的各種保健方式，我們就能得到健康快樂。

有句名言「流水不腐」，人類的身體也是如此，身體的流動、作用停滯時，各種障礙就會產生，經穴健康法能藉經穴的刺激，使血液循環良好，使身體的流動順暢，增強內部活力。

養生學的「醫食同源」、回春術、呼吸術是以道家為基礎，進一步增益健康的技術。本書即以此為主旨，內容包括具強精效果的食物、創造充沛精力的健康法、永保年輕回春呼吸法、經穴摩擦健康法、保持年輕的古傳秘法、宮廷御醫智慧等。

透過通俗的語言，對日常生活中容易被忽視的、對健康有影響的各種細節，給予最實用的忠告。希望你會以全新的眼光去看待自己的健康，掌握健康的生活方式。

有太多的人對於如何維持良好的健康，缺乏某些概念，當疾病來襲時，總是依賴醫生的治療，卻忽視自身體內的奇妙免疫系統，沒有善加照顧這個潛藏體內的治療功力。「預防勝於治療」，希望本書所提供的一些保健方法，對於各位在實現身康體健的願望上有所助益。

目錄

第二章　創造充沛精力的健康法……六一

第三章 永保年輕回春呼吸法……九九

第四章　使體內充分活動的健康法

第五章　經穴摩擦健康法 …… 一三九

第六章　保持年輕漂亮的古傳秘法……一八五

第七章 宮廷御醫智慧……二一九

附錄 強壯美容又好吃的食物……二三九

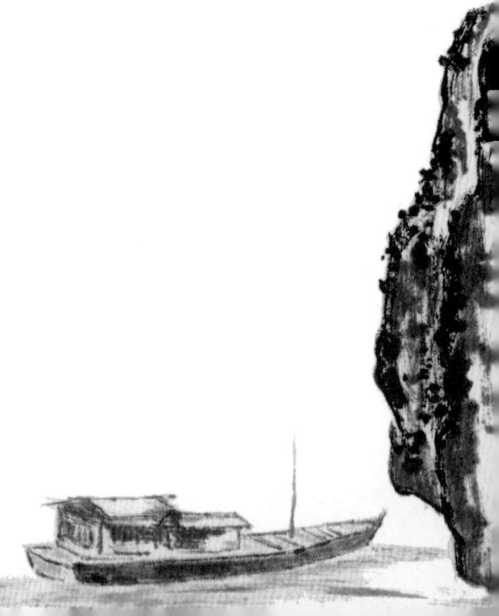

第一章

具強精效果的食物健康法

1. 對早洩絕對有效的鹹咖啡

人每天喝的咖啡實在是一種妙藥。

喝咖啡時可以加少許的鹽來飲用。該不會是弄錯了！應該是加砂糖才對呀！不！絕對不可以加砂糖，讀者可能會認為這樣難喝的飲料如何下嚥呢？請稍微忍耐吧！忍耐一下就可得到良好效果。

此種特殊效果是在喝咖啡五小時之後發生的……能使性的持續力增強二倍，早洩者則可增高至三倍左右。

我將此妙法教給一位友人，二、三日後他告訴我說：「太棒了，在你那兒喝了放鹽的咖啡，五小時後，我的性能力增加一倍，實在有效。」

但要注意的是不能每天飲用，因為每天飲用會引起腎臟障礙，效果就不好了。

這只是在應一時之需，作為救急的一種妙法而已。

2. 用腳尖站立小便是強精捷徑

每個人在小便後均會感到寒氣侵襲似的顫抖著，此為小便時人的身體恰似在嚴冬房間窗戶或門開放的狀態。換言之，即人體中的毛孔及毛細管鬆弛，呈無防備狀況。

此時容易感冒或得皮膚病、風濕症。但古代養生法卻留傳下了小便時一瞬間鬆氣的妙法。身體放輕鬆，配合用力咬緊臼齒（門牙），用腳尖站立，像哼哈二將似的形態來小便。

這種小便方式，漢方認為具有強腎之效，即強精作用。

當然女性可用坐姿，以腳尖立地，腳的拇趾與第二趾用力，效果與男性一樣。

這種腳尖立地小便法，一天持續作五、六次，經過一個月或半年，你的腎臟就會變強，成為精力旺盛者。

3. 過度疲勞的人可喝泥鰍湯

週末時感到特別疲勞，不想外出渡個歡樂週末，毫無性慾。對於這種過度疲勞的男性，建議他們喝泥鰍湯。一星期喝三次，能迅速恢復體力。

其製作方法是：泥鰍去掉污泥（植物油滴二、三滴，立刻能去掉污泥，用抹布拭去泥鰍的水分，就能去掉其特殊的臭味。若殘留臭味就弄壞了味道），將其切片，切記骨不要丟掉，骨若去掉味道就較差，效果也減少。

先在鍋內放油，用小火煎骨，然後暫時去除骨頭，用同樣的油煎泥鰍，主要目的是去除水分，所以油不要放太多，油太多吃起來就有臭味。

將泥鰍煎後，再放入骨頭，及酒二七〇CC、水五四〇CC，慢慢地煮，不久湯變成乳白色，煮到鍋裏的湯剩一半即可。去掉湯上的油，骨及泥鰍肉均不吃。只喝湯，喝時可加上鹽、胡椒等調味料。

湯煮一次份，可放五六條泥鰍。泥鰍湯對食慾不振、貧血、臉色差的人，及飲酒過度、肝臟衰弱者特別有效。過度疲勞，精力衰弱的男性，繼續飲泥鰍湯，性無能等不愉快的煩惱均可解除。

4. 五苓散與金銀花治性慾減退

為性慾減退所困擾的人，在強精之前，必須先治好腎臟炎，這是先決條件。若不如此即使買大量昂貴的人參來飲用也是無用，反而會得反效果。

五苓散與金銀花配合飲用，強精效果就可高達百分之百。

除買五苓散之外，還要到藥店買金銀花作湯，代茶飲用，使排尿良好，才能消除浮腫，使炎症解除。

鹹、辣的食物一律避免。若要強精就要禁止食用使腎臟增加負擔的鹽漬物及味噌湯，鹽分攝取過多排尿就不良，容易造成高血壓。

腎臟炎解消後，自然腎機能旺盛（腎臟、生殖器、副腎），成為性慾增強的機構。

人體內的機能若是故障，再如何想辦法強精都是無用的，身體也無法好好地發揮其機能。

請記住，要使所服的強精藥或食物具有效果，必須先有健康的身體。

5. 自製蠔油強精效果佳

牡蠣又名蚝，海蠣子等，肉質鮮美，營養價值很高，吃起來令人回味無窮，同時又具有最佳的強精效果，其超高價值被譽為「珍珠牡蠣」。

中醫學認為，牡蠣有益胃生津，利腎水，延年益壽、細膚美容等功效。是防癌抗癌、降脂降壓、潤肺補腎、滋補強身的保養食物，有「海底牛奶」的美譽。

但是，牡蠣（蚵）吃太多會引起消化不良或下痢。這時可以煎服甘草及薑湯即可治療。

用牡蠣作成「蠔油」調味料。作法是牡蠣十公斤，放入大鍋內，加牡蠣八份的水量，用小火煮。待水成半量時，就成稀糊狀。放入冰箱內保存，做料理時可稍微放些做為調味料。

十公斤的牡蠣只能熬成上品蠔油一八〇CC，是奢侈些，但上等家庭之所以熱心自製蠔油，其原因即是風味佳及具強精、強壯的效果。

在牡蠣出產期間可自己製成蠔油調味料來使用，一年中即能獲益匪淺。住在牡蠣產地的人，更應該利用工夫來做。

6. 松子是仙人長壽的秘密食物

松子有些人可能還不太了解，松子即松樹的種實，也叫松仁或松子仁，為胚乳發達而成，芳香可食，含有豐富的脂肪成分及維他命E，植物性蛋白質豐富。《梁元帝・與劉智藏書》說：「松子為餐，蒲根是服。」從前古人傳說，松子能養五臟，潤肌膚，穩固體內機能，為仙人的食物。

松子可即食或做成粥，不但好吃又富十足營養，其作法簡單。

一人份為松子四十公克，米四分之一杯，水九百CC。將松子弄碎，鍋內放入米、水、松子，用小火慢慢地煮，水量煮至一半時，加入自己喜歡的調味料即可。

韓國的藝妓在招待客人時所用的乳白色粥，就有加入松子。

松子配合夏天常飲用的啤酒，做為下酒菜，可解消夏天的疲勞症。

7. 羊腎臟為強力荷爾蒙食品

動物的肝臟能增血，為強壯食品，已為人所熟知。而牛、豬、羊的腎臟，則為消除疲勞有名的強精食品。特別是對於肥胖症及患有糖尿病者最合適。

糖尿病的原因是胰臟分泌的胰島素不足，葡萄糖的代謝不能正常所致。動物腎臟能補給人的腎營養，又能發揮強壯效果。

而羊腎臟更有效果。但是，食用此種具最佳效果食物的人卻很少，實在可惜。

在此介紹有名的食補療法——豬腎料理法。

①將豬腎用水洗淨，去除外薄皮，再薄切，煮後使其冷卻，充分去除水氣。

②將大蒜、薑、葱，切細後，混入麻油、醋及其他調味料，做成佐味料。

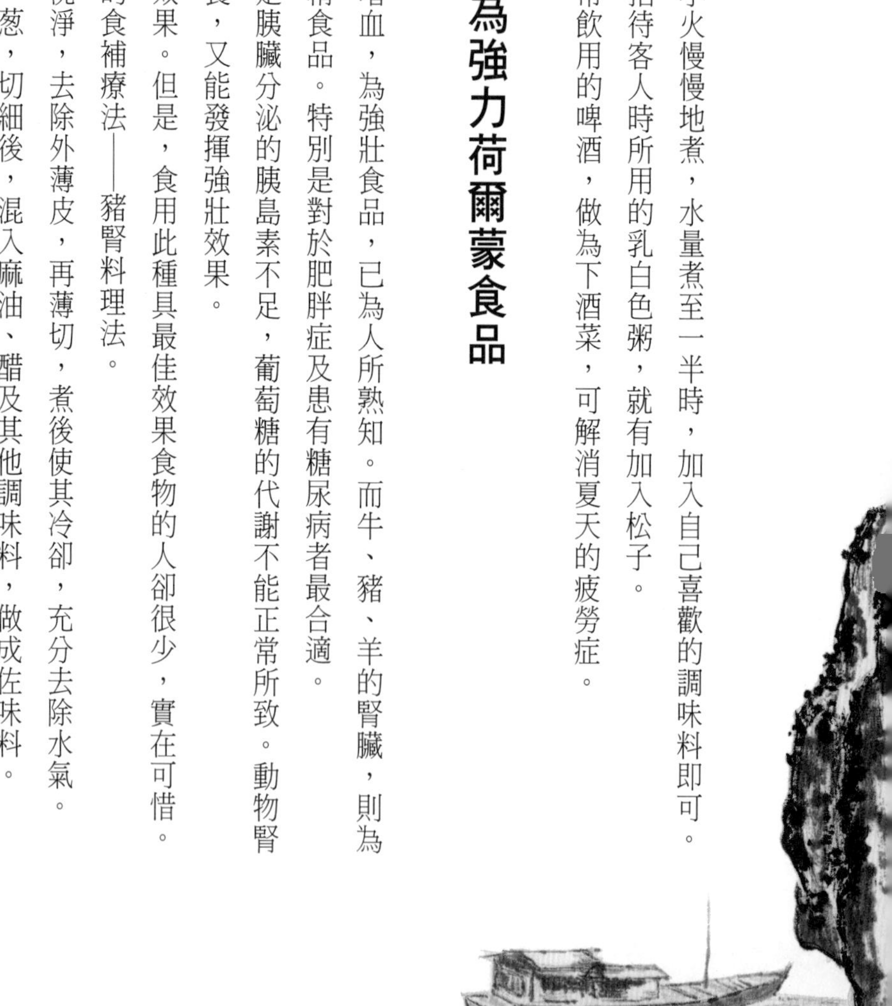

③冷卻後的豬腎即可加佐味料食用。

配合佐味料香脆好吃，令人意想不到吧！吃動物腎臟尚未普遍，價錢不貴，實在可以推廣。

若想作為迅速有效的強精劑時，可用五毫米寬的梆子將腎切片，用水洗淨，去除水氣，放三大匙油，加大蒜、薑，放入鍋內趁熱炒，二、三分鐘後即可。

動物的腎臟所具的效果是使代謝機能高昂，消除疲勞。而與大蒜、韮菜炒，更是有效的精力料理。作含有豐富荷爾蒙的腎臟料理的秘訣是放入酒及大蒜、薑。不僅香味好，又使血液循環良好，且具強精的雙重效果。

中國也將腎乾燥，作成強壯劑。

8. 食麻雀增強精力

小鳥以身體比例來說其頭部特大，而小鳥的頭部作為強精食物最具效果。

麻雀或鵪鶉均不錯。切掉鳥嘴，去除羽毛及污穢物，洗淨後除掉水氣。

然後浸入放有少量大蒜汁的酒中，以消去臭氣。再沾上醬油、胡椒、鹽，用中溫的油炸後，再一次用低溫的油慢慢地炸成咖啡色。

炸後放些蒜泥於鳥頭上食用，其效果尤佳。

若想得到更好強精效果，晚酌時可喝點白蘭地。若再配上瓜子，精力可謂過盛矣！心動了嗎？今晚你已能充分地為太太效勞了。

9. 雞睪丸既強精又是美容妙品

自古以來中國人即常食強精食物——雞的睪丸。去其皮，裏面就像是塊狀的魚精。

可能是塊狀性荷爾蒙，吃習慣了就覺得香脆好吃。不但可作為強精食物，又可抹在肌膚作為美容之用。

昔日的貴婦人，秘密地用睪丸內的塊狀荷爾蒙，加上蜂蜜及蛋白混合一起，成霜脂狀，敷在臉上作為美容，防止肌膚衰老的妙品。

雞的睪丸為強精食物的論調，或許難以令人信服，但事實勝於雄辯，讀者不妨試一試！

10. 價錢便宜又有效果的豬耳朵

中國料理中好吃又便宜的算是豬耳朵，外國人大概不會想到豬耳朵竟會有人喜歡吃！但只吃一次之後你就會迷上它。

豬耳朵一直動，故軟骨發達，吃起來香脆，別有一番風味。而且含有豐富的鈣質。將豬耳細切，做成湯也很好。

11. 蛇料理有增血、強壯效果

蛇在冬眠中蹺蹋而眠，肥胖而富營養，這時捕來吃最好。

吃了之後身體立刻暖和，體力增強，又具增血效果。一般用來紅燒較少，大多作成湯料理。曾有幾個人到香港受人招待，友人未言明所吃是何種料理，等他們吃完了才同時發問「這是什麼肉，這麼好吃？」

因蛇肉與雞肉很相似，不油膩，味道清爽。香港的「五蛇羹」，如名所示，即地上爬的蛇，空中飛的蛇、踞高樹的蛇等五種不同的蛇類所混合做成的強精料理。

將蛇皮剝除，細切，與一隻雞一起煮五小時，熬成湯。不要忘了將蛇的骨頭取出，一根小骨也不能留下。因為被蛇骨刺到就難以取出。

再加些乾鮑魚，一人分為二分之一個、香菇二個、竹蔗六十公分（此為消除蛇的臭味用，即細甘蔗。非常甜，做野生動物料理時必須使用），這些材料與蛇一樣細切，然後再度煮。再取出竹蔗，除去浮在上面的油脂，就做好清湯。

此清湯再放入木耳及一隻新的細切雞肉，煮二十分鐘，木耳採用表面黑色而背面白色的，為木耳中最上品。這樣熬成的蛇湯非常好吃。

此種湯入口時絕不會想到是蛇肉作成的。

這樣非常費工夫的料理，在家裏來做稍微麻煩。冬天到香港旅行的人，不妨嚐嚐這種料理。

蛇肉含豐富蛋白質，具強精、治月經不順、高血壓等功效。而蛇膽對神經痛也非常有效，在香港、中國均爭相購用。神經痛者一定要買來一試。

12. 鮎魚便宜好吃又具強壯效果

鮎魚又名鯰、鯷、鮧、鰋，全長二十至一百二十公分，一般約五十公分長，頭大，嘴寬，上下頷各有一對觸鬚，尾巴側扁，背部蒼綠色，腹部灰白色，身上很滑，沒有鱗片，口涎黏滑。

鮎魚便宜好吃，且營養價值高，對患貧血、腎臟病、耳鳴、重聽者有效。

鮎魚作料理可紅燒、油炸，其中最具強精效果的料理，即鮎魚和黑豆一起煮。

為了消除鮎魚的臭味，鰓及內臟等須用刀挖除，頭為強精料理的重要部分，故不可切掉，用水洗淨後，拭去水氣。

將黑豆準備四十公克，浸入水中四、五小時然後除去水氣。在熱鍋內放入酒，再放入鮎魚、薑，及一、二片大蒜，加入黑豆及一杯的水。用小火煮一小時，黑豆煮柔軟後，鮎魚的香味進入豆內。此道好吃的料理就大功告成。食前加上一些調味料及鹽，湯較美味。不要放入麻油，因為會把魚的味道弄壞了。中華料理中的高級料理，調味料均在料理完成後加上的。湯只是一些而已。鮎魚具強精作用，黑豆中的異黃酮、花青素、皂苷、膽鹼等，都是強力抗氧化物質，能延緩老化，有益腦部。故工作上經常用腦的人或考生來吃最合適。

13. 吉林人參能延年益壽

韓國人參已是眾人皆知，但在此談談比韓國人參更具效果的中國吉林省產的「吉林人參」。

吉林人參飲二、三次時對「中氣不足」的人有驚人效果，中氣能持久。在市面上所售，以二十年~三十年者為多，此高價人參為有名的「長白山麓」所產。在險山環繞的深山中，人參自然而生。

若能採到五十年～一百年的吉林人參，一生就可不必做事了，由此可知此參的身價有多高，聽說冒險去採參者均為父子代代所從事的工作。

故一根二十年～三十年的天然吉林人參，大約值三十～六十萬台幣左右。

談談一則有關此高價人參具優良功效的故事。

某位中國飯店老闆所著的書如此記載著：

祖父性好漁色，故妻妾共有八人之多。他七十歲時對女性仍興緻勃勃，導致足部不良於行。但也只是下半身搖晃而已，頭部上身仍很清醒，但這種狀態也持續不久，終於全身崩潰，昏迷了。

請了許多醫師來看均不見成效，後來請到一位名醫來診斷。此名醫說：「我能否救他的命也無自信，但可延長他的壽命。」

「能延長多久，用什麼方法呢？」家人問道。

「照我所說的方法，每天用吉林人參給他喝。」

於是家人趕快買來吉林人參泡湯每天給祖父喝。吉林人參實在太貴，大約一年要花一百萬美金左右。但如名醫所保證的，祖父延長了三年的壽命，到七十三歲才逝世。

為何要談此高價人參能延長人壽命的故事呢?實在是對最近廣泛販賣的贗品人參感到非常遺憾。

有些主觀者對韓國人參強精的短見，實在令人感到遺憾。

若要談人參的效果，僅以天然為主，人工栽培的沒有什麼功效。天然者細長一根約一百公克值台幣三十～六十萬元左右。

14. 對九十歲老人有效的鯉魚湯

鯉魚是一種淡水魚，身體寬扁，口開於吻端，口兩旁具兩對觸鬚，鱗有金黃色，鰭帶淡紅色，背黑腹黃，肉味美好。《詩・陳風・衡門》說：「豈其食魚，必河之鯉。」

在魚類中鯉魚特別具強精、強壯的效果而為人所珍視。

在昔日鯉魚專煮給病弱的人吃，女性吃後奶水充足。鯉魚有強壯效果，聽說吃鯉魚那天鬢髮不會掉落。

據說九十歲的老人持續喝鯉魚湯，則和年輕的妻子仍能生小孩。

在此介紹珍貴鯉魚湯作法。

①將二百公克的鯉魚去皮，用布拭去水氣。

②準備米酒一八〇CC，紅豆五十～六十粒，糯米五公克，棗一個，搗碎的薑十公克。

③加入水三六〇CC，煮一小時，再放入鹽、胡椒即成，鯉魚湯很好喝，喝一次之後就欲罷不能。

15. 性王者——雄蠶蛾

雄蠶蛾一隻能配合十隻的雌蠶蛾。有名的家蠶蛾，原產中國，然後引進到世界各地。

在中國將此強精的雄蠶蛾磨成粉末出售。與蜂蜜混合食之，能維持精力持久，此外雄蠶也製成錠劑或藥丸出售。

所謂雄蠶即是剛破繭而出的蛾。一般的中藥店將它製乾與其他種類的中藥混合作藥出售。這是強勁的強精劑，在此介紹強精效果高、立即見效的秘傳作法。

雄蠶蛾十隻，淫羊藿一百公克，鎖陽一百公克，巴戟天一百公克，海馬三隻，海龍三隻，車前子（利尿劑）八公克。

這些在中藥店均容易買到。全部混合，加酒蒸之。然後曬乾，這樣反覆作三次，再使之充分乾燥，加入蜂蜜，用攪拌機弄成糊狀、保存，這樣放入冰箱可保存半年之久。

服用法為一天早晚兩次，一次一大匙。這比服用任何藥更有效。

16. 不孕症夫婦請試用羊睪丸

羊肉的營養價值比牛肉、豬肉還高，中國西藏地方、俄羅斯等地均大量飼養，以為重要的營養來源。

而羊的睪丸為強精食物，早為人知，男性、女性食之，效果迅速，生育的能力增高。故為不孕症煩惱的夫婦可一試。

羊睪丸所做的料理非常好吃，而且作法簡單。作法為將羊的睪丸兩個洗淨，拭去水氣，薄切，大蒜兩塊與薑三公克也薄切。再鍋內放入油與大蒜、薑、睪丸炒，特有的臭味就能除去。最後加上酒、鹽、醬油等調味料。

此道料理對早洩及陽痿的治療效果迅速。在中國是很受人歡迎與珍視的料理，宋朝名醫許叔微所著《普濟本事方》中就強調羊睪丸具強精效果。

對想混合中藥來吃的人，建議用羊睪丸二對（四個約四十公克），鹿茸四十公克，菟絲子四十公克，巴戟天三十公克，茴香二十公克混合蒸之。然後在白天曬太陽使其乾燥後再度蒸之，再次曬乾，再度蒸之。然後放入攪拌機中攪成粉狀，用瓦斯火使其乾燥，加上蜂蜜攪拌成糊狀。移到鍋內沸騰消毒，冷卻後放入瓶內，置於冰箱保存。一年均可使用，要用時取出加開水飲用。

此為中國留傳下來使夫婦圓滿的特殊藥。

17. 當歸湯有助生育

當歸又召乾歸、山蘄，多年生草本，羽狀複葉，夏秋之間開白花，果實長橢圓形，根可供藥用，原產於中國。

想要有小孩，卻一直得不到的夫婦們，特別介紹一道放入當歸的羊肉湯。

作法非常簡單：

準備羊赤肉（去除肥肉部分）一百公克，薑三公克、米酒九十ＣＣ、漢方藥店所賣的當歸四公克、乾燥龍眼肉三公克，一起放入鍋內，加上五四〇ＣＣ的水，用小火煮，煮至二七〇ＣＣ。連續一週飲用。

中國用這種湯解除幾萬不孕症女性的困惱。因為患不孕症者大都是由於血液循環不良所致。能攝取有助血液循環的當歸及使身體暖和的薑及酒，就能使血液的循環圓滑、促進荷爾蒙作用。

此外女性懷孕之後，用當歸四公克，棗十個，用九〇〇ＣＣ的水煎熬成三六〇

CC代茶飲用，每日飲用，具有增血效果。

生產結束時，為了使身體暖活，即產後身體元氣的迅速復原，可煎熬薑汁代茶飲用，這些方法均是鄉下祖母們所留傳下來的妙法。

18. 鹿血具強精作用

鹿血是世界上大人物最喜歡飲用的強精劑。

前印尼蘇卡諾總統到中國去訪問時，曾接受了鹿的禮物，中國表面上是為親善的象徵而贈送鹿給他，實際上無形之中是給蘇卡諾作為強精劑之用。

鹿血很容易被人血所吸收，故為效果迅速的強精劑。

中國歷代王侯均飲鹿血作為強精健體。

在此談談清朝道光宣宗之子文宗奕譞即位時（一八五一年）的一則軼事。

文宗性好女色，一有空就與女性接觸。由於沈迷女色過度，常常生病。為了恢復元氣，飼養了百數十頭的鹿，每天喝鹿血，以養元補氣。

咸豐十年七月，英軍攻入文宗所在的天津，侍從們驚慌的準備逃走，文宗命令他們說：「鹿血是我的命，連鹿也一齊帶走。」但是，沒有一人聽他的命令，文宗也僅以身免而逃。

經一年後，文宗仍然不改常性，性好女色，終於成為他死在床上的致命傷。「來人呀！拿鹿血來。」此為文宗臨終之言。

這一則軼事就是鹿血為最佳強精劑的故事。

現在中國鹿血均加工，成為膠狀——「阿膠」出售。讀者現在了解大人物強精的秘密了吧！

19. 受人歡迎的鹿茸

鹿茸是梅花鹿、馬鹿等尚未完全骨化的幼角，上被細短茸毛。可供藥用，藥性溫，味甘鹹。中醫認為有補精髓，強筋骨的作用。昔日廣東富家飼養雞均以芝麻、豆腐渣、牡蠣殼粉滲入鹿茸為飼料，這樣就能生出很好的蛋來。

現在超級市場有賣特殊飼料所生的蛋，實在不能與用鹿茸飼料所生的蛋相比。用鹿茸飼養、營養豐富、羽毛光澤的雞，均為有錢人或高級餐廳所訂購。

一位有錢人家的狗，從秋天到冬天必定用鹿茸混合其他食物給牠吃，那隻狗的狗毛叢生，宛如獅子般。

鹿茸的強精效果由此可見，特別是鹿角骨化前剛生出的角，略帶紅色，別名血茸，最珍貴。

浸入酒內經過一夜，因為極為珍貴，所以如紙似的薄切，放入湯內（參照料理二五三頁），或放入酒中飲用。

不但強精效果良好，且有助心臟機能的活動，防止肌膚衰老、強筋、健骨，具有延年益壽功效。

日本也輸入鹿茸，一根賣幾十萬日幣仍爭相被人採購。曾聽說買主有些均為優秀賽馬的馬主，他們用鹿茸給馬吃，因此，馬兒不但強壯，而且毛色光潤。此種效果並不只限於馬。

20. 保持青春的秘藥——「石斛」

石斛，也稱金釵、禁生、林蘭、杜蘭，為蘭科（dendrobium）的地上莖，高可達半公尺，肉質，葉披針形，總狀花序生於莖的上半部，著生二～三朵花，花被六枚，白色或淡紅色，唇瓣包圍蕊柱。原產於中國。氣味甘，平，無毒。

石斛是強精效果極高的藥草，價錢也比人參貴。即使懂得中藥的人知道此藥名者也很少。一百公克約值台幣三萬元至六萬元，其中以中國的「霍山石斛」為珍品，最名貴。

記載於《本草綱目》的藥效為預防糖尿病、壯筋骨、補腎益力、強精、健胃、補五臟虛勞羸瘦，輕身延年。

此外，石斛能提高內分泌的分泌，具解毒作用。在香港有錢人均不惜花大錢買來煎熬代茶每日飲用。石斛加上西洋人參、菊花的藥茶「確得健康茶」也有出售，為飲酒抽菸過多、夜間工作者、視力減退的人所愛用。

石斛價昂貴，讀者定然吃驚不已，但到香港百貨公司中藥舖去看看價錢，即使很貴，還是被人爭相採購。可見確有其藥效價值。

21. 尿對強精與制癌有效

「人中白」「秋石散」的中藥對腦溢血有效，但是，它還有另一種藥效則鮮為人知，即是優良的強精劑。

「人中白」成分原來是人體的尿。人尿能製藥嗎？讀者可能會發出此疑問。在昔日藥物尚未十分發達時，患肺結核者均喝自己的尿作為一種治療法。

人尿能消除內臟淤血及內出血，具解毒作用，又為良好的荷爾蒙劑。

但是，通常的人尿難以飲用，故製成「人中白」、「秋石散」若對一般人尿做飲用者，在此提一些忠告。

尿一定要健康人的。採用方法為開始小便與結束小便時的尿不要採用，要用中途的尿，此點要注意嚴守。

曾有位女記者聽了此話皺著眉頭說：「實在太髒太臭了，若真的飲用，不怕大腸菌嗎？」

其實，臭尿是一般大人所有，十二、三歲小孩的尿則無臭氣。而有關大腸菌，人類的內臟是精巧的濾過器，故不用擔心，通過時已清潔溜溜。

依據一九七九年十月三十一日，日本經濟新聞報導，日本的綠十字製藥公司向英國有名醫藥公司斯達鈴・托拉，輸出人尿中特殊血栓溶解成分所抽出製成的酵素蛋白製劑。此藥對靜脈血栓症及腦血栓等血液凝固的各種疾病有極大效果。最近與某種制癌劑併用，能溶解癌細胞的障壁，制癌效果更強。醫學上對尿的研究已有發展，若說尿能治病是胡說，則科學上的發展豈不也胡說了。

事實上中國在漢代已注意人尿的效用了。對吐血、內出血有效，能強肺、去痰、止喉痛，而且又是強精劑。

後漢書中《甘始》的記載如下：三國時代魏國曹操曾問甘始有何強精功效的藥？甘始建議他飲用人尿，但是，曹操對他的話半信半疑，而不實行。曹操的兒子曹植則能玩幾十個女性，即是因他相信甘始所說的「尿效果」。

漢、唐時代極受人歡迎的「秋石散」有強精效能，一個男人能應付幾個女性。讀者有人想試試嗎？

22. 患陽痿者吃禾花雀

一般講究吃者，一聽到禾花雀之名不禁要流出口水來。禾花雀為中國米的產地之一—廣東在一年一次割稻的二週前後，由空中飛來啄食稻米的麻雀，名叫禾花雀，在此季節人們用網捕獲，一個網大約可捕一千隻。

禾花雀肉多，味好，骨亦柔軟。而且又是極佳的強精食物。患陽痿男性一星期內連續吃禾花雀，即可消除。

禾花雀可炸食或作燒烤。由廣東空運到香港，在香港也可吃到道地的禾花雀。為陽痿所困者，有到香港旅行可趁此機會吃一吃。

23. 楊貴妃最喜歡吃的荔枝秘密

荔枝是常綠小喬木，高五～十公尺，果實球狀，果面密被鱗片狀突起，含種子一枚，具有乳白色假種皮，美味可食。原產於中國南方，台灣改良種籽小味美，產量又多。

從前聽說楊貴妃喜吃荔枝，特地派人從遙遠的長安南下取荔枝。一到六月，吃荔枝成為中國人的話題，就像台灣賞櫻花、梧桐花似的。荔枝所以受人歡迎，不僅是因為好吃，而且是具強精效果的水果。

在廣東省廣州市附近，有一株有名的荔枝樹，一半已經枯萎，一半則生氣勃勃，稱為「掛綠荔枝」每年仍結果實。

此樹所結荔枝如胡桃般大，成橢圓形，外側為深紅色硬固瘤狀果皮，正中有一條綠色筋，為稀世珍品。到了吃荔枝季節，此樹的附近，晝夜均有人看守，當然是為了防止偷荔枝賊進入。

如寶石般的荔枝採下後立刻放入舖有絹布的小箱中，荔枝葉也舖上，幾粒、幾粒的呈貢給皇族或總統。宛如只有大人物才有能力吃到。

掛綠荔枝一般人即使有錢想買來吃也不可能。但一般的荔枝則容易吃到，可是要注意不要吃太多，強健的人吃太多，精力與血液增加過多，會流鼻血。

若是單身漢吃過多而不發洩，那是很麻煩的。

24. 荔枝籽能止睪丸痛

男性睪丸疼痛、女性月經痛、胃痛、神經痛，用荔枝籽治療迅速有效。

大美人楊貴妃酷食荔枝，當然是因荔枝具有美容效果。但是，最近荔枝種籽則為重要中藥。

患睪丸痛的奇病者，可試試看。

服用法是：荔枝籽五粒，放入一八〇ＣＣ的水中煮成半量水分，約煮二十分鐘即可。方法極簡單。

若腹部感到冷痛時可用乾荔枝果肉二十公克，加一杯水煮五分鐘，代茶飲用，疼痛可止。而吃乾果肉去口臭也有效。

吃荔枝時其種子不要丟掉，經二、三日曬乾後保存。

25. 燕窩比強壯劑更有效

所謂燕窩即為海燕所造的巢。海燕常營巢於沿海的峭壁斷崖間，以海藻和唾液使其乾燥作巢。我國人以為貴重食品和補品，色白潔而稍透明者為上品。燕窩料理即是一種海藻料理。海藻類能止咳，含豐富的強肺維他命A。

將燕窩放入稀飯中，蒸後加冰糖，作成點心。蛋白質含量豐富，為滋養強壯效果食物。

但要注意假貨。因有人用藕粉弄成糊狀加上冬粉做成假燕窩出售。

雖然燕窩料理做法較麻煩，但即使費時能喝到具有強壯效果的湯，也應該不錯，自己可做看看。

高級品燕窩的確很貴，但二級品，仔細的洗淨，去除毛，味道也就無價錢高低之分了。

26. 對陽痿有效的媚酒

介紹中國古代以淫羊藿製成，對陽痿有效的「仙靈脾酒」。服用二、三個月之後，除非有其他疾病，否則是可以治好的。

淫羊藿也稱仙靈脾、放杖草、千兩金、黃連祖等，《弘景說》：「服淫羊藿使人好為陰陽。西川北部有淫羊，一日合百遍，因食此藿所致，故名淫羊藿。」《神農本草經》記載：「可治陰痿絕陽、莖中痛、利小便、益氣力、強志、堅筋骨。」

到中藥店買淫羊藿六十公克、茯苓三十公克、棗九個，然後一起蒸。蒸後太陽曬使其乾燥。然後重複做三次。

在一公升的米酒內加入前述乾燥材料。加上一百公克蜂蜜密封，經一個月後即可。此仙靈脾酒為強烈媚酒，自古以來即為房事秘藥。

藥材中所使用的淫羊藿為非常有效的強精劑，加上酒使其藥效增加好幾倍，效力更能顯現。

對浸酒感到費時的人，可用淫羊藿做另一種強精法。將淫羊藿二十公克、茯苓十公克、棗三個，加六三〇CC的水用小火熬煮成一八〇CC即熄火，每日少量飲用，必可解除煩惱。

27. 晚酌時可喝白蘭地

白蘭地（brandy），是以葡萄酒或發酵的水果汁蒸餾而成的烈酒，平均酒精含量四十五~五十五%。商業上的白蘭地酒的蒸餾即源自十六世紀的荷蘭。現在大部分產酒國家都生產白蘭地酒。

在西部電影中，有人幫助貧血或昏倒者，均是說「拿白蘭地來」，就用白蘭地使患者聞酒味然後飲用。這時所用的酒不是啤酒也不是威士忌，而只有白蘭地。

白蘭地還有另一種效能，即是有強精、強壯效果。那些大嘆精力不足，晚酌多以啤酒、高粱酒的人，請在一週內改喝白蘭地，一定有驚人強精效果。

白蘭地除了強精、強壯的藥效外，在中國女性產後患貧血、冷感症者，就寢前喝放入一個鵪鶉蛋的少量白蘭地。持續二、三天即有驚人效果。

28. 中國秘傳的長壽不老酒

此種藥酒是將藥效特別好的各種藥草混合，使其充分流露出養分的不老長壽藥酒。飲此酒後三小時內體內迅速吸收，具有萬能藥效功能。一週內連續喝了之後，你就可體會出中國人強精的秘密了。

材料的重量要計算正確，先蒸，再曬乾，材料收集可能較麻煩但絕不能省略。

【材料】

①菟絲子三十公克，肉蓯蓉三十公克、牛膝十公克、杜仲三十公克、巴戟天三十公克、山茱萸三十公克、五味子五公克、枸杞子三十公克、人參十公克、車前子十公克、茯苓三十公克、麥門冬十公克、菖蒲十公克、地黃十公克、蛇床子十公

克、女貞子三十公克。

②男性鎖陽三十公克、女性當歸三十公克。

③此外加上上等龍眼肉六十公克、大棗二五〇公克。

④甘草三公克、肉桂三公克。

將這些材料記於紙上，拿去藥店買藥。人參和巴戟天貴些，其他較便宜。

【作法】

⑴將①、②、③材料的重量正確計算後，混合放入大碗內。

⑵在碗內注入米酒，蒸四十分鐘。

⑶蒸後的藥草放入大竹簍內，曬太陽。但是第③項的材料拿開，不要曬乾。

⑷將曬乾的藥草再撒上米酒弄濕，再曬乾。至少要重複做三次。這樣精華才易出來，且能除去藥草的臭、毒。

⑸將①②③的藥草放入浸梅酒一般大小的玻璃瓶，再加上第④項材料及米酒一・八公升，密封後，放於陰暗場所保存二～三個月。

一天早晚各喝二次，這樣就成為你家長壽不老的「家傳酒」。

29. 效果迅速的鴿子強精料理

鴿又名鵓鴿、飛奴。《宗奭》說：「鴿子的毛色是類中最多的。鳥類絕大多數是雄性騎在雌性身上，只有鴿類是雌性騎上雄性的身上，所以鴿類的性生活最為頻繁。」

鴿肉味鹹，平，無毒。主治：解藥毒。療瘡疥，食後立癒。調精益氣。炒熟後酒服，治惡瘡疥癬、白癜風等。

食用鴿肥胖，富營養，又是極佳的強精料理，價錢不貴，可說是既便宜又實惠的料理。

性慾衰退的人，中年人想強精有迅速的效果，與其吃鴿肉不如將鴿子清蒸喝其湯。吃過麻雀、鵪鶉的人，是否已經體驗過鴿子強精料理了。

30. 好吃增強精力的漢方食物

提到使用中藥，有人一定認為中藥很苦，難以下嚥。其實只要習慣了飲用漢方藥，並不會覺得苦，反而覺得好吃。其中有些漢方藥吃的比喝的更合適。

人對不好吃的東西均不能持續吃下去，所以在體內也就發揮不了良好的作用。在此介紹能增加內分泌的強壯劑——最好吃的漢方食物。讀者一定要吃看看。

此種漢方食物對消化器官系統極有功效，是適合家庭內食用的強壯食品。

蓮子二十公克、枸杞子二十個、大棗五個、芡實二十公克，此為一人分量。加三杯的水煮至爛熟，煮到湯剩一杯的量時即熄火。若想代替點心可放些雞肉。

蓮子生命力特強，在中國古時為長生不老食物，又具收斂作用，有滋養強壯、消除疲勞、安定精神的效果。

枸杞子增血效果良好，對貧血、神經衰弱、失眠症有效。

芡實能治風濕性關節炎、腰背膝痛。補中益氣，提神強志，令人耳聰目明，久服令人輕身不饑。還能健胃助氣及補腎，治小便頻繁，遺精，膿性白帶。

大棗主心腹邪氣，安中，平胃氣，養脾氣，通九竅。補中益氣，除煩悶，療心下懸。和陰陽，調榮衛。

有了以上效用，故能強精、補腎，效果穩定，溫暖身體，使體內的血液、水分循環良好。

「事實勝於雄辯」，夫婦們試看看就可知所言不虛了。

31. 點燃愛情之火的水果——榴槤

榴槤又名韶子、麝香貓果。一般認為原產地在馬來西亞、印尼、汶來，目前在泰國、越南、台灣均有栽培種植。榴槤果實可以成長至三十公分長，直徑十五公分。形狀多是長橢圓至圓形，綠色帶有棕色，果肉呈淺黃色。

榴槤營養豐富，一百克中含有熱量一五三卡路里、蛋白質二・六克、脂肪三・四克、糖類二七・九克、維生素B_2〇・一三毫克、維生素C二三・三毫克，還有許多微量元素。對冷感症及精力衰退的人來說，有吃的價值，強壯效果非常好。

榴槤是一種特殊的水果，因其有特殊的氣味，不少國家禁止在飛機和其他公共運輸工具攜帶切開的榴槤。吃一口可能會忍受不了其特殊味道，但比蜂蜜好幾倍，此水果稱為「水果之王」，就像南國女性給予你愛情之火一樣。

因榴槤含糖較高，因此，糖尿病患者不吃或少吃。尤其不可與酒同吃。榴槤性溫熱，所以咽乾舌燥、喉痛乾咳、熱病體質、陰虛體質者宜慎用。

32. 五倍子可解決遺精夢洩煩惱

午夜睡覺時流虛汗的經驗大家都有過，若虛汗繼續流，教你有效的溫濕布法。

作法簡單。到中藥店買五倍子粉末與龍骨粉末各三十公克，倒入鍋內，輕輕炒，不要炒焦了。加少量的水。等炒熱後放入砂布內，包好，圍在以肚臍為中心的圓形範圍內。小孩使用一次即有效，大人可繼續二、三次以不出虛汗為止。

此溫濕布法對淋巴腺腫大亦有效。此外嬰兒夜泣時可將五倍子粉末與孩子母親的唾液調和，塗在孩子的肚臍周圍上，夜泣就可停止。

而遺精、夢洩者使用五倍子亦有效。將五倍子粉末與酒或醋溶在一起，以肚臍為中心五公分範圍內用溫濕布貼著，經過二、三次後，症狀即停止。

33. 大蒜與薑可治陽痿

大蒜也稱葷菜。《本草綱目》說：「大蒜的氣烈，能通五臟六腑，使眼耳鼻口七竅暢達，消癰腫，助消化。」大蒜久放味道不變，可以用來繁殖栽種，也可用來貯存，能化臭腐為神奇，是調味佳品。

王安石說：「薑能御百邪。」《本草綱目》說：「薑辛而不葷。生吃熟吃，無所不宜。既可做蔬菜、調料，又可入藥做果脯，用途非常廣泛。」久服去臭氣，通神明。傷寒、頭痛、鼻塞，咳逆氣喘，去水腫氣脹，治時令外感咳嗽。

為陽痿所困擾的年輕人可將一、二片大蒜與薑三十公克一起炒食，切記要兩者配合在一起，不可缺一。

年輕人性慾減退，為每日從食物中攝取的水分不足、缺少運動造成循環不好，而毒素殘留體內，以致新陳代謝不良。所以要促進代謝，使水分循環良好，大蒜與薑配合持續吃一週就可見效，但傷風感冒或患胃潰瘍的人，要避免大蒜。

第二章

創造充沛精力的健康法

1. 日夜咳嗽請吃下列食物

「你的咳嗽很奇怪」有否聽人這樣說過，有些人又不是患感冒卻感到不對勁，一直咳嗽，而害怕因咳嗽所生出的病端，為此所困擾者不少。

當然從肺癌開始至肋膜炎（胸膜炎）、結核等疾病，均會時常咳嗽。在此介紹一些輕微咳嗽的簡單治法。

①夜間咳嗽不停時，將薑切薄片煎熱，放於舌頭上像含糖果一樣。可是這種方法白天使用會使咳嗽更厲害，要注意。因為夜間咳嗽是由於身體寒冷時所引起，而薑能使身體暖和。嬰兒的咳嗽，可將薑汁塗於肚臍周圍。

②白天的咳嗽為喉嚨乾燥、發熱所引起，所以，滋潤乾燥喉嚨為最好方法，可以多吃蘿蔔泥即有效。

中醫學認為，蘿蔔性味甘辛，平，無毒，入肺、脾經，有下氣消氣、除痰潤肺的功效。現代科學研究證明，蘿蔔營養豐富，含大量碳水化合物、維生素C、膳食纖維和礦物質等。

③發出咳嗽，但若持續不斷就要擔心了。此時喉嚨必須有「潤滑油」，蒸蘋果有效，作時加上蜂蜜為秘訣。

酸、甜混合，味道恰好，可給咳嗽的孩子代替點心來吃。

作法是將「心」挖去，加蜂蜜蒸熱。此時要注意液汁流出時要用盤子盛入。蒸三十～四十分鐘即可。吃時，不要忘了連皮一起吃。一週吃二、三次就有效。若咳嗽還不太好，也可在蜂蜜內加五公克的中藥貝母。若是喘息性的咳嗽則在蜂蜜內加薑汁也有效果。

可能有人會問，市面上販售的蘋果汁加上蜂蜜是否有效，這是沒有效果的。

④杏仁對治咳嗽亦有效。在市面上所看到的大多是甜杏仁，苦的杏仁要到中藥店買。要苦的杏仁才有效。盡可能將咳嗽次數與程度和店裏的人商量再買。

中醫學認為，杏仁性溫，味苦，有小毒。具有止咳平喘、潤腸通便的功效。孫思邈認為：杏仁是「心之果」，是治療心臟及內科疾病的良藥。

⑤小孩子咳嗽時可在開水內放入蜂蜜加檸檬汁飲用，這也是一個好方法。蜂蜜

為萬能藥，激烈咳嗽時，不要加開水，光吃蜂蜜亦有效。

2. 感冒時吃酸辣的食物有效

傷風感冒是由於維他命不足所引起的，每天常吃青辣椒、紅辣椒的人絕不會感冒。但是胃潰瘍、慢性胃炎者禁止食用。

若是患了感冒一定要早點治療，在此介紹治感冒的食物療法。

中國的北京、四川等地，昔日若患食慾不振或剛感冒時，一定吃「酸辣麵」，所謂酸辣麵即加米醋和辣椒的麵，日本人初患感冒時也喝蛋酒或吃熱白麵。然後早點上床休息，使身體暖和。

在此介紹酸辣麵作法：

在湯內放醋五勺（約〇・〇九公升）及水、砂糖少許，辣椒及胡椒依自己喜好份量加入，儘可能放多些。湯煮開後再下麵，加一個打散的蛋，然後多加些蔥花，即可。

最重要的是湯麵要酸、辣。趁熱吃才會邊吃邊流汗，初感冒很快就可治好。流汗後立刻換上內衣，要注意若不換內衣則感冒又會來。

3. 烏賊的骨可治胃潰瘍

所謂烏賊的骨是指大烏賊的甲。為白色，特別柔軟，中醫學稱為「烏賊骨」，自古以來即已使用。

烏賊骨

具有止住胃酸過多的作用，而作為胃潰瘍出血的止血劑效果也不錯。特別對胃痛有效，在中國即用來止住潰瘍性的胃痛。

首先將骨用乾淨的水浸一週以去除鹽分。但是，不要忘了一天換兩次的水。

去除鹽分之後，將水氣拭去，藉太陽曬乾。將乾燥的骨用炭火燒至咖啡色。然後用刀削成粉，將粉用篩子過濾，又將粉放入缽內磨成細粉。去中藥店買來甘草粉末與此混合，一天飲用一公克左右。

此粉末能緩和胃痛，抑制胃潰瘍的傷口，繼續服用則潰瘍傷口變好，醫師照X光看了之後定會驚奇不已，此種驗證已常聽人說過。

4. 赤貝殼粉能止胃痛

在壽司店常可看見好吃的赤貝，赤貝的殼稱為「魁蛤」或「瓦壟子」味甘、鹹，為胃痛不可或缺的漢方藥。

唐代《新修本草》或《名醫別錄》等書內有此名稱，中國各地醫院均有此藥，胃痛者一定使用赤貝殼粉末的處方，止痛之後再開始診察，具注射的效果。

赤貝殼粉含有磷、鐵分、鈣、碘等礦物質，抗酸性（抑制胃酸過多的作用）極佳。對下痢、血便亦有效果，能使胃健康、食慾變佳。

此外，又有使關節活動順暢、去痰等藥效。

服用方法有生的粉與乾燥而成的粉二種。

生的粉具解毒作用，對腫疱、發炎有治療效果，對容易生腫疱者體質的改善效果很大。

乾燥粉是更換新水浸泡，在乾燥之後再浸入水中，一週內連續重複如此，然後將乾殼作成粉。赤貝殼粉對糖尿病亦有效果，若是對西藥已死心的病人，不妨試著服用看看。

赤貝殼粉作法如下：

①先將殼洗淨、換水浸泡二、三天。

②將水氣拭去，放在炭火上燒紅為止。

③使之冷卻後，浸入米醋二十分鐘。浸醋是去除紅燒時的火毒。

④曬太陽使它乾燥。

⑤再一次浸入米醋內，使之乾燥，然後重複三次。

⑥乾燥的殼放於研鉢內磨粉，磨至細粉為止。

⑦用細篩子過濾，若有顆粒狀流下時會傷喉嚨、內臟，請要注意。

消毒後，放於乾燥瓶內，密封置於陰暗場所，可保存一年。作法不難又便宜，做看看如何？

而使用赤貝粉作為治胃潰瘍、食慾不振等特效藥的作法如下：

赤貝粉一公克、甘草粉一公克、陳皮粉〇•一公克，三種混合在一起，用糯米紙包好服用或加蜂蜜服用均可。

一天三次，持續服用一週，則食慾大增，經二週後胃痛就能治好。

5. 能治小孩軟便的乾柿

將青綠的柿放在器具，讓它自然變紅、變熟，像火烘出來的一樣，而且澀味盡去，味甜如蜜，稱為烘柿。

將柿去皮捻扁，日曬夜露至乾，放入瓮中，等到生白霜時取出。現在人們叫柿餅，也稱柿脯，又叫柿花。它的霜叫做柿霜。

乾柿是對人體有益的食物，特別是治療小孩子的軟便有效。把乾柿放入開水內使其柔軟，一天吃一個，吃三天軟便立刻可治癒。

對嬰兒的軟便亦有效。要給嬰兒吃時，必須將乾柿洗得很乾淨，在飯快煮好時（水分吸收將盡時）把乾柿放進去使它柔軟，為最好的方法。

飯煮好後再把乾柿取出。此時乾柿已呈入口融化狀態，將乾柿放於湯匙內一些些餵嬰兒吃。甜甜好吃，幼兒、小孩均會喜歡吃的。

一次大約吃半個，早晚各二次，一定有效。

6. 胃弱、下痢症可食蓮子粥

胃部滯脹，無食慾或腸部疼痛，不斷下痢的人，一定要吃蓮子粥。蓮子具有促進腸部收斂的作用，能使胃腸健固，下痢症也就消除。不知不覺中食慾就改善了。

蓮子在泥炭層中即使經一千年以上也不會失去其發芽能力，故精力特強，當然對消除疲勞、滋養強壯有極佳效果。

將蓮子四人份二百公克洗淨，與一杯米配合放一・八公升的水來煮。此時可放大棗二個以增甜味，用小火煮，約煮二個小時，等水剩〇・九公升時即可。

蓮子若難買到可到附近的中藥店購買。只是中藥店所售為煎藥用，連皮，裏面的蕊亦無除去。

將此種蓮子浸入微溫的水三小時，皮就簡單地剝去。然後切半除去其中內面綠色蕊即可使用，若不除去蕊做稀飯會苦。

胃部作嘔，腹部脹痛的人要吃看看。一定可以改善。

7. 強化肝臟的薏仁粥

薏苡仁味甘，微寒。主治筋急拘攣、不能伸展彎曲，久患風濕痲痺，可通氣。久食，使人舒爽益氣。消除筋骨中的邪氣，利於腸胃，消水腫、開胃。

珍珠薏苡仁大小約為米的一半，白色小粒，正中有一條縱線。

做飯時一起放入，香味佳、飯也做得好。在以前中國一般家庭均常吃，利尿效果高，對肝臟有益的真珠薏仁湯，或放肉進去做成薏仁肉粥，一週吃一次以除去體內多餘的水分。

消化器官不良的人，吃了薏仁粥後能強化消化器官。但是，真珠薏苡仁僅有一部分中藥店有賣。

一般所賣均是連殼如數珠樣的東西，通常煎熬之後如麥茶般地飲用，數珠似的薏苡仁當然也具有藥效，只是效果較差。

做粥時可指定買似真珠的脫殼薏苡仁較好。

8. 解除便秘三策略

現代人的便秘與脫毛、白髮增多的原因也有關。而且便秘時青春痘、腫疱立刻出來，實在令人討厭。

在此介紹一些解除便秘方法：

①有便秘傾向時，早上剛起來喝一杯水（加蜂蜜或鹽水亦可），確記剛一醒來要立刻實行，一步也不能走動為秘訣，不能先去廁所。水可在前晚就寢前置於枕

邊。因為人體就像電器的配線一樣，一旦發動則一切機能均活動。到廁所、喝水，則肺、腸均開始活動，水到腸部前即被吸收，就毫無效果。

若能遵守此點則百分之百均能治好。若仍無效，那可能患有便秘以外的疾病。

②橘子的內皮對便秘有效，實在說，內皮上白色的筋膜為解救便秘女神。中國用此白色的筋膜做為中藥來使用，近年來又發現它含有各種養分，而受人注目。

害怕便秘者請吃橘子的內皮與筋膜吧。

③與②項一樣多吃含纖維質的東西自能通便。例如，白菜的葉脈部分、竹筍、甘藷等特別有效。為一天一次必須放於餐桌上的食物。

9. 對肝炎有效的五味子

「五味子」能解口渴，含有酸、甜、辣、苦、鹹等五種味道。曾以一千多名學生為對象作試驗，將三十公克五味子煎熬，加蜂蜜每天代茶飲用。

結果對中午以後想睡的人及健忘症者，收到了良好的效果。最令人驚異的是具有消除疲勞、強精、恢復元氣的效果。

五味子有止渴、止虛汗、防止感冒、疲勞、下痢、健忘症及對神經衰弱者有益的實證，最近中國醫學界又發現了它對肝炎也極具藥效。

經臨床檢查若發現肝臟異常時，服用五味子就能改善病況，此為醫院得來的報告，故對患肝炎者是一大福音。據《中藥大辭典》所載「中國南部產的五味子吃了之後具有改善食慾功能，北部產的五味子具鎮咳效果，兩者配合更具雙重效果。」

深夜開車者、過緊張生活的公司職員、過不規則生活的大眾傳播業者、飲酒過量的人等吃五味子是最合適了。

精力不足、性慾減退的人，也一定要試著服用看看。

10. 對肝臟、貧血有效的大棗

大棗的功效平穩，為滋養強壯藥、精神安定劑。又能使肝臟機能保持正常，對

貧血、胃腸病、愛鬧哭的幼兒也有效。為中藥中常使用的處方。

在此介紹對肝臟衰弱、失眠症、不能熟睡及想擁有美好肌膚的讀者。

將大棗三十個用刀稍微劃開，放三杯的水煎熬成半量。每天代茶飲用。稍睡不著覺者，喝了之後當天晚上一定很好入睡。肝臟不好的人建議他們飲用大棗茶。

繼續飲用能美化肌膚、治貧血、裂唇。對食慾不振的人及慢性下痢者也有良好效果。

嚴重的失眠症者，喝大棗茶可代替安眠藥，在此介紹最佳處方。

大棗二十公克、龍眼乾二十個、蜂蜜少許、水二杯，用小火熬成半量。雖然沒有市面上所販賣安眠劑一樣迅速效果，但無副作用，可安心食用，隔日早上的口渴感及不愉快感覺全部消除，心情輕鬆愉快地過一天。

11. 苦味的食物能強化肝臟

肝硬化之後要治療就很困難。平日的預防最為重要，每週一次吃強化肝臟的苦味食物。

苦味與甜味、酸味、辣味、鹹味相比，味覺感覺緩慢，而且長時間苦味停留於舌上，最不受人歡迎。

的確苦味不是好味道，但與其他食物配合時，某種苦味吃慣了就會喜歡。啤酒的香料、茶、咖啡、牛蒡、味噌是帶苦的東西，而且又有一種令人難忘的「苦味之王」。

苦瓜味苦，寒，能除邪熱，解勞乏，清心明目。含豐富維他命C，無病蟲害，為不必使用農藥的自然蔬菜。外形呈明亮綠色，表面呈顆粒狀。

味道與秋葵很相似。苦味重，剛吃時一定受不了其苦味，但吃習慣了食慾就顯現出來。放醋或用油炒，或者作苦瓜湯，放些柴魚或是雞肉，味道不錯，做為下酒菜是最好的。

另有一種吃法，將大蒜與黑豆（經調製後成柔軟）弄碎，加油，放入苦瓜炒，再放一點酒、調味料、鹽、砂糖等，蓋上鍋煮約四、五分鐘即可。或加些瘦肉也很好吃。吃了一口之後大家一定很驚異，試試看如何？

12. 橘子皮能解除宿醉

橘子皮乾燥後稱為「陳皮」，為中國家庭常備品之一。下雨也沒關係，可放在屋簷下使其乾燥。經二、三年之後的橘子皮可用來做藥用或料理。能除去肉的臭味，也可以做為湯的調味料，為非常貴重之物。陳皮越久的越值錢，五年左右的一百公克需台幣六、七千元。五年的陳皮，皮的苦味消失，具甜甜的香味，所以價錢貴。

含豐富維他命C，能去痰、鎮咳、止吐、健胃、治便秘、增進食慾。飲酒宿醉者，可煎熬年代較久的陳皮，數分鐘至三十分鐘內可產生藥效，心情變得輕鬆、舒暢。

解消宿醉妙藥的作法：將切細的陳皮二公克與梅乾一、二個（除掉種子，細切）加三六〇CC的水用小火煮三十分鐘，然後用布過濾，若再放入薑汁、烏龍茶等，能促進胃腸活動機能，效果更高。

解消反胃吐食的作法：真橘皮用日照的壁土炒香後研成末，每服二錢。以生薑三片、棗肉一枚、加水二盅，煎成一盅溫服。

陳皮可到中藥店購買，喜歡喝酒的家庭一定要準備對肝臟有益的「陳皮」。

13. 椰子湯能去酒毒

椰子亦稱越王頭。樹木像桄榔無枝條，高一丈多，葉在頂端如束蒲；果實大如瓠，垂於枝間，像掛上去一樣。果實外有粗皮、棕色。皮內有堅殼，圓而微長。殼內有膚，厚有半寸左右，白如豬皮味如胡桃。膚內裹有像乳汁一樣的漿四五合，飲來清涼可口，芳香宜人。

工作應酬每晚喝酒的人，常常會感到渾身關節疼痛，關節不能順暢活動，關節活動時骨頭有磨擦的聲音？

若有此症狀，即為酒毒而引起關節的輕微炎症，若要除去酒毒必須喝椰子湯。一月喝一～二次，關節的疼痛就消除，而活動也能順暢。

作法很簡單。買一個椰子，將上部切除當作蓋子，將二十公克的黑豆洗淨放入。

蓋上蓋子，插上牙籤以固定蓋口，置於大的容器內。蒸四小時。蒸後裏面的湯可依自己的喜好放少許的鹽飲用。

天然的椰子甜味就出來，非常好喝。椰子湯在中國醫藥書上曾有記載。

14. 燒黑的柿餅能止嚴重的痔出血

《醫門秘錄》曾記載：「從前中國有位叫釗的人患有痔瘡，常為嚴重的出血所苦惱，且因出血而引起貧血。一天伯父造訪，看見他的情況這樣糟，就將掛在屋簷下的乾柿（柿餅）連蒂一起燒黑成粉末狀，和水一起服用一次三公克，一天兩次。於是出血就停止了。」

三國時代《魏晉醫家集錄》也有記載：「大便硬固、肛門出血時，用乾柿和水弄成糊狀一天吃二次，一定可以止血。」

那些為痔所困的「痔主」，可以試一試效果迅速而且便宜的「燒黑乾柿」。

15. 藕節可止痔出血

《本草綱目》載：藕節氣味澀，平，無毒。

藕節是營養價值高的食品，含有鐵分、維他命C、丹寧酸，能使末梢的血液循環旺盛，淨化血液、強化黏膜、增加抵抗力。含有許多人體健康上所欠缺的成分。

藕節也具止血效果。將藕節曬乾、煎熬、代茶飲用。患有痔瘡若要止住出血，一定要喝看看。

此外，吐血不止，口鼻出口，產後血悶，瘀傷、瘀血，而留有紫色印，難以消去的人，藕節具有極佳解熱毒效果。

藕節和地黃研汁，加入熱酒飲服，可止咳血、血淋、溺血、血痢、血崩等。

但有一點要注意的是，藕節以外的部分有補血機能，故藕節的部位稍一不同，則會得反效果，切記！

16. 胡桃可治神經衰弱症

胡桃又叫羌桃、核桃。使人健壯，潤肌，黑髮。利小便，去五痔。治療虛寒喘嗽、腰腳重痛、心腹疝痛、血痢腸風，制銅毒。

中國古來農曆正月或祭禮時有送給小孩胡桃的風俗。此為希望小孩子頭腦好的風俗習慣。

聽說日本金澤地方，婚禮喜宴上也作胡桃的甘露煮（加魚、貝、料酒、砂糖或蜜、飴的甜味煮法），這是希望新娘永遠美麗的風俗。

胡桃治神經衰弱、失眠症有效。失眠症者三週至一個月每天各吃三粒，一定可熟睡。神經衰弱者一天吃兩粒，持續三個月。想擁有美好肌膚者，一天吃兩粒，一週吃三次，一定可發揮極佳效果。中年之後防止肌膚老化，每天吃一粒胡桃，則能一直保持有彈性青春的肌膚。

17. 菊花茶具明目效果

菊，春生夏茂，秋花冬實，飽經露霜，備受四季之氣。黃菊能滋陰，白菊能壯陽，紅菊能行婦人血，都可入藥。

乾燥後的菊花花朵可以當茶泡飲，稱為菊花茶。

高血壓引起的症狀——頭暈、頭痛、肩酸等，這些多為「肝熱」原因所造成，菊花有顯著擴張冠脈、增加冠脈流量的作用，而且可降低血清膽固醇。降肝熱為防止高血壓的最好方法。

解肝熱什麼最有效呢？—甜菊花。將菊花陰乾，用開水沖開，作茶飲用，即菊花茶。在秋天開的白色或黃色小甜菊花，花開不久即摘下，陰乾而成。放四、五朵入小茶壺，注入熱開水經三、四分鐘後倒入碗內飲用。如果與綠茶混合飲用，更具利尿作用又有治高血壓效果。早上、中午、晚上一天三次飲用。

此外，菊花裡含有豐富的維生素A，對因患高血壓而使眼底出血，導致視力急濾減退的症狀也有治療效果。眼睛疲勞，不能清楚看見東西或細小文字者，一定要試喝菊花茶。

考生與其喝咖啡、紅茶，不如喝菊花茶來得好些。

菊花在中藥店可買到，價錢便宜效果好。

18. 蓮藕湯能治貧血

蓮藕湯補血效果極佳，又有營養，吸收穩定，對患貧血或虛弱體質的孩童來說是值得一吃的食物。

燉蓮藕的料理法小孩可能不喜歡吃，但作蓮藕湯，則散發出天然甜味，小孩、婦人都喜歡吃。

蓮藕湯作法是：將二百公克蓮藕薄切，加瘦豬肉一五〇公克、七百ＣＣ的水慢慢煮，煮成一八〇ＣＣ的水即熄火。

男性可加些鹽提味較易飲用。

選購蓮藕以皮白粗壯帶清香的為佳。外表無傷、無爛、不斷節、不變色，不乾縮，頂端的頭越小越好。太白的蓮藕很可能用化學藥品泡過，要小心。

食蓮藕有更簡單方法，即利用中藥店買來的蓮藕粉末，作丸子或湯均可，利用範圍廣泛而且便利。

19. 貧血者可常食動物肝臟

現代人患貧血的不少，此為一大社會問題。即使捐血，仍有許多人不能採用其血。

而貧血者討厭吃動物肝臟的人也很多，原因當然是肝臟有特殊臭味。若能除去其特有臭味，他們一定敢吃。在此說說簡單除去臭味秘訣。

炒肝臟時多放點油，即可解決部分臭味。若要全部除去臭味，可用一小片薑絞汁放入再炒。這樣肝臟的臭味就可全部消除。

但是，肝臟要買新鮮的，不能放太久，要迅速料理，此點非重要。而且炒時要除去水氣，即使麻煩也要用布拭淨。這也是做魚、肉等料理的秘訣。

在此介紹兩種好吃的肝臟料理。

⑴將肝臟切成一樣大小，放入薑、大蒜、酒、胡椒、砂糖等佐料稍微浸漬，塗滿藕粉，加多一點油炒。討厭大蒜的人可將大蒜薄切二、三片放入油內，爆香後用此油炒肝臟，就沒有大蒜味道。

⑵將肝臟放入碗內蒸。

先將雞肝的皮剝去，放於果菜汁中絞碎，再放入一隻雞所做成的湯（參照二四〇頁），加上胡椒、酒、蛋白等混合蒸。

這蒸雞肝為中國四川省料理，補血效果高，為典型的昂貴料理。

20. 靈芝有益心臟

靈芝能夠充實癌症患者的體力，提高免疫力，因具制癌效果而引人矚目，中國自古並非以制癌藥而有名，是長壽不老藥或對心臟有效的良藥而出名。

在滿漢全席中有「靈芝炖白鶴」料理，為靈芝的代表料理。此為將靈芝與鶴肉放入大碗內蒸，所作的湯料理。鶴肉較難吃到，可改用雉雞或雞亦可。

自古以來人們即認為靈芝有強烈解毒作用，為長壽不老食物。天然的靈芝昂貴，一公斤約十萬台幣，並非高價的材料就好吃，而是以其效用，能預防疾病，而且又好吃才是料理的真髓。

靈芝一次三人份約用五公克。若無雉雞可用雞肉代替，去雞皮與肥膩部分，作湯。然後加入酒、薑、靈芝，慢慢地煮二小時，再調味，通常只喝湯與靈芝。

在日本靈芝因對癌症有效，而高價出售，台灣醫學界尚未作靈芝對癌的效果如何的公開發表。

21. 使生命復甦的妙藥——肉桂

肉桂，常綠喬木，莖高至數十尺。葉厚、革質、有光澤，長橢圓形而尖。漿果橢圓形，黑熟，此植物葉有辛甘之味與香氣。

《本草綱目》記載：「利肝肺氣，心腹寒熱冷疾，霍亂轉筋，頭痛腰痛出汗，止煩，咳嗽，墮胎，溫中。強筋骨，通血脈，理疏不足，宜導百藥。補下焦不足，治沈寒痼冷之病，滲泄止渴，去營衛中風寒，表虛自汗。」

肉桂在中國稱為「使生命復甦的妙藥」，心臟病發作倒地者，使他食用肉桂，不久即可甦醒，是危急中助命的強心劑。此外，又有促進血液循環的功能。當然，心臟衰弱者建議他們服用。

患冷感症、手腳冰冷、睡不著、冷氣病、神經痛、臉色不好的人都可服用，對陽痿、體質虛弱的治療都不錯。

中國有二人環抱的超大特級品的肉桂樹幹。有名的中藥店，店頭旁都放大的肉桂樹幹，以誇耀店的規模宏大。肉桂越昂貴的效力越強。上等肉桂粉末，稍微用舌尖舔時全身感覺辛辣。

品質優良與否的選擇法，稍微用指尖沾肉桂粉一試即知。價錢貴的甜甜，價錢便宜的先甜後留苦味，即使外行人也能判斷。

簡便用法是將肉桂內側的皮肉用刀刮落，每天用二、三公克（大約一茶匙），注入熱開水，用蓋子蓋好，幾分鐘後即可飲用。

肉桂的用量一次要二公克以上，才能產生速效。是老年人家庭常備藥，買來一試如何？

22. 紅豆加大蒜能創造精力

紅豆，自古以來就被人們視為藥食兩用的佳品。中醫學認為，紅豆具有消熱解毒、利水消腫、健脾止瀉等功能，可治小腹脹滿、小便不利、煩熱口燥等症。是一種高蛋白、低脂肪、高營養、多功能的雜糧。

當感到「太疲倦了」時，一定要試試此料理。材料為紅豆與大蒜。

準備一個大蒜，去外皮，一粒粒打碎。在鍋內放入水，將洗淨的紅豆放入半杯左右，再加入大蒜。用中火慢煮。紅豆變柔軟後，加一點糖或鹽。

早晚各吃一次，具強力消除疲勞及利尿效果，整夜打麻將後，臉上浮腫、尿難排出時，吃此料理定然心情輕鬆愉快。

另外，煮紅豆時越爛越好，不但可以去除腥味，也容易被消化。水腫、便秘患者，哺乳期的婦女宜食紅豆。尿頻的人，則忌食紅豆。

23. 薑茶能預防神經痛

整日坐在椅子上做事的人，或夏天坐在冷氣房辦公的職員、職業婦女及計程車司機等，共同的煩惱是神經痛或冷感症。

這是有原因的，整天坐著血液循環當然不好，排尿不良，水分殘留體內，再加上關在冷氣房內，受冷氣侵襲，不神經痛才怪？

此時最好辦法為增強利尿作用，使積於胃內的水分排出，使身體暖和，給予身體活力才是上上之策。而飲薑茶最合適了。

作法簡單，將一五〇公克的薑用菜刀打碎，加九百ＣＣ的水煮三十分鐘即可。

此外，想嘔吐時，擠些薑汁，加開水、蜂蜜飲用就能止吐。若感到寒冷、腹痛時服薑湯，亦有不可思議效果。

人體血液循環不良時，身體變沈重、懶倦、臉色難看，此時的狀態，在東方醫學上稱為「水氣重」，這樣一來，荷爾蒙的機能不好，女性則為月經不順、月經疼痛所困惱。一直感到頭重、肩酸、焦躁、精力不足時，請飲用薑茶，多注意身體。

24. 當歸對婦女病、血道病有效

李時珍說：「古人娶妻，是為了傳宗接代。當歸調血，是女人的重要藥物，有思念丈夫的意思，所以有當歸這個名稱。」

中藥當歸為女性「血道病」的妙藥。即月經不順、月經疼痛、更年期障礙等各種婦女病預防非常有效。

將當歸煎熬飲用，或加上大棗更具效果。當歸七公克配大棗十五公克。或當歸十公克對黃耆三十公克，配合煎熬也有效。可是患感冒時服用當歸後，恢復會變得弛緩，所以感冒時避免服用。

用當歸四兩、地黃二兩，共研細，加密做丸子，如梧子大。每服十五丸，飯前服，米湯送下，可治婦女百病。

當歸對血液循環有益，具淨化血液作用，當然男性定期飲用也不錯。

25. 肥胖患高血壓者請吃豆芽菜

綠豆又稱文豆、青小豆。吃法多樣，香甜可口，而且營養價值和藥用價值很高，被李時珍贊為「食中佳品」。中醫學認為，綠豆性涼、味甘，具有清熱解毒、消暑除煩、止渴健胃的功效。

綠豆中含有豐富的多種維生素和無機鹽，其中胡蘿蔔素和硫胺素的含量較多。現代醫學研究證明，常食綠豆有養生保健、預防疾病的作用。

綠豆為豆芽菜的原料，也是冬粉的原料。豆芽菜含豐富維他命C，冬粉也是低卡路里（熱量）容易消化、清血的食品。因此，綠豆兼具豆芽與冬粉兩方性質的解毒作用，又能治頭昏眼花、高血壓。

經常在有毒環境下工作的人，宜應經常食用綠豆。

在此先介紹豆芽菜的料理。

將豆芽菜洗淨，黑皮與鬚用手注意摘除。在鍋內放入豆芽菜一盤加三大匙的油。除去豆芽菜的水氣再放入鍋內，然後迅速熱炒，放一點鹽、胡椒。

不炒太熟，也不能太生。時間估計正確即可成功。聽說在考中華料理廚師時有考炒豆芽菜一項，就可知道多難矣。

不管多討厭豆芽菜，炒豆芽菜應該很好吃，豆芽菜便宜又具魅力。

26. 膀胱炎服用生白果有效

患膀胱炎者，排尿時的痛苦，除非體驗過的人是不會了解的。雖有尿意，去了廁所之後卻非常疼痛而難以排出，從廁所回來之後又有尿意，實是麻煩的疾病。冷氣也是原因之一。

患膀胱炎的人，請吃生白果（銀杏的果實）。熟白果會止住利尿作用，但生白果則相反，具利尿效果。

將十個白果去殼、弄碎，或放入果菜機中打碎加開水飲用。可加蜂蜜或砂糖以消去臭味，較容易飲用。

喝完之後，十分鐘左右尿就能順暢排出，心情也舒服多了。

白果含似抗生物質的特殊物質，銀杏葉自古以來就沒有蟲附於上。

銀杏樹以長壽樹而有名，樹齡超過一千年的雌樹也會結鈴般的白果，可知其生命力有多強。

僅食白果的療法雖不能說能根治膀胱炎，但與現代醫藥併用，能使此疾病早點治好是可以確定的。

小便次數過多者，食熟白果也有效。緊張時尿意就來，在重要會議等場合不能常離席小便，故可在當天早上或上班前吃熟白果。

從前，中國在結婚時新娘均乘轎嫁去，因此，新娘的母親會給須坐四、五小時轎子的女兒吃熟白果。這樣就不必擔心她中途會有尿意。

此外，小孩患夜尿症不易治療時，可食熟白果。在就寢四、五小時前吃五、六個。這樣連續吃數天，症狀輕的夜尿症九十％都可治好。

使用時要注意不要弄錯了生、熟白果，否則結婚儀式當天吃了生白果豈不要被人怨恨一輩子。

27. 香菇酒能治頭痛

香菇又稱冬菇、香蕈。多於春秋兩季出現於山上的潤葉樹枝幹上，或人工栽培於楓香、杜英、殼斗科植物等的楕木上。味道鮮香，乾燥時有強烈的香味。

常頭痛的人希望他們喝香菇酒看看，當然香菇也要一起吃下去較好，一週之後頭部就變清爽。

【作法】

①將乾香菇洗淨去掉蒂。浸少量米酒就變柔軟。米酒量為香菇五、六個對一八〇CC米酒量。

②然後放於小鍋內蒸。用小火蒸十分鐘，依自己的喜好可放鹽和胡椒。

方法簡單，任何人都會作。香菇對癌症或其他百病，均有解毒作用，能保護身體健康。

28. 韮菜汁能治淤血

韮菜又稱長生韮、扁菜。菜質柔嫩，味道香辛，富含胡蘿蔔素、維生素B_2、維生素C及鈣、磷、鐵等礦物質。中醫學認為，韮菜性溫、味甘，具有健胃提神、溫補肝腎，助陽固精、活血化淤等功效。在藥典上有「起陽草」之稱。

以前中國在審問犯人為了使犯人招口供，常對犯人拷問，加以鞭打，所以常常會引起內出血（淤血），聽說這時的治療法是給犯人吃韮菜，當然現在也常用到。韮菜對內出血有迅速治好的效果。

從樓梯摔下，或腳碰到椅子等引起的淤血，立刻將生韮菜搗碎或放入果汁機內絞成汁來飲用，若覺得不好喝，可加水及蜂蜜。除了跌倒摔傷的內出血外，韮菜汁對神經痛有效，又具強精效果。

不敢喝韮菜汁的人，可以利用外敷的方法，當然也是使用韮菜，不過是以跌打損傷的貼濕布藥法來使用。

將新鮮的韮菜一束洗淨後放於切菜板上切細，再用研鉢磨碎（若無研鉢，用菜刀柄搗碎）。

然後正確地貼於患部，包上綳帶。為了不使汁流出，先捲一圈再包上綳帶。一天換上二、三次。經二、三天後不可思議地迅速復原，疼痛也消除。貼的範圍要在比患部更廣，效果更快。

若韮菜一時取不到，可用薑也有同樣效果。取一個大點的老薑，用菜刀切碎，或用磨菜板磨碎。加上一匙鹽，輕輕攪拌除去水氣，與貼韮菜同樣方法，貼於患部。

薑與韮菜一樣能刺激患部，能使淤血早點散去，循環變好。

一般的外科跌打藥舖都有放韮菜，韮菜濕布法為一般常識。

在湯內、餃子、春捲內放二、三根，味道更好。

男子陽事衰弱，婦女陽氣不足、行經小腹冷痛、產後乳汁不通，夜盲症、便秘、痔瘡、食道癌、胃癌的人，宜食用韮菜。

29. 感冒時過分吸收營養會得反效果

「感冒發燒時，體力衰退，體內臟器亦衰弱，故炸的食物、燒雞、鰻等營養食物要節制，應以降熱為先。」

醫生這樣說時，患者常常現出懷疑的臉色，而問醫生：

「感冒時應多攝取營養以保持體力較好，不是嗎？」

「你難道要培養感冒的細菌嗎？感冒發燒時，是體內細菌戰輸外面進來細菌的狀態，過分吸收營養，無疑是多加感冒細菌的營養。」

就以開車作比喻，感冒發燒時正是引擎過熱的狀態，此時應該停車使引擎休息，去熱才是上策，且感冒時消化力變弱，是不能吃雞肉、炸的食物等消化不佳的食物。

你若不了解以上說明，可在發燒感冒時吃牛排、炸的食物看看，到了晚上熱度一定上升，喉嚨不舒服，為咳嗽所困惱。

剛感冒時，喝蛋酒使其出汗。體驗一次以後就要避免油膩的食物，多吃去熱的蘿蔔泥，好好地休息。

30. 豆芽湯為中年人良伴

中醫學認為，大豆性味甘平，可以「逐水脹，除胃中熱痺、傷中淋露，下淤血，散五臟結積內寒」等，其營養價值高。

大豆的豆芽受人歡迎，又好吃，主要以炒為主，也可作湯或其他料理。

豆芽為不食肉者的精力之源，飲酒、抽菸過多，肝臟發熱口臭時喝豆芽湯立刻有效。

口中發黏、口內發炎、食慾不振……此時喝大豆的豆芽湯不錯，豆芽湯與人體攝取肉類的營養相同，非常好吃。

作法是：將洗過後的大豆豆芽水氣濾乾，放入鍋內炒至水分沒有後，加一八〇

CC的水繼續煮。煮至水分剩三分之一。

喝時依自己的喜好可加入鹽、胡椒。

豆芽對宿醉非常有效，參加酒宴、夜裏遲歸者，不妨請太太準備豆芽湯，翌晨醒來精神爽快，宿醉感全部解除。

中國人常常一個月吃二次大豆豆芽及綠豆以保持淨血作用。大豆豆芽解毒作用很強，褐斑、瘀血等均能消除，美肌效果也很好。

與其投癌症的保險，不如多吃大豆豆芽較來得安心。

第三章 永保年輕回春呼吸法

1. 把握呼吸法要領——「吐故納新」

談到回春術，先介紹並說明的是獨特呼吸法的奧義。

通常練習深呼吸都由吸氣開始，這與傳說的導引呼吸法不同。先將體中污濁的空氣全部排出，然後再引進新鮮的空氣——「吐故納新」，此為本書所要說的呼吸法、回春呼吸法基本原理。

用言語說明或許稍嫌麻煩，一般來說，人體均循此呼吸法自然行之。例如，由長時間的緊張狀態解放時或工作完了時，任何人都會大嘆一口氣，這在無意識之中，已本能地施行了「吐故納新」呼吸法。

莊子所著《莊子刻意篇》記載長壽不老的秘訣，即體驗此「吐故納新」呼吸法。在莊子時代，此呼吸法已為一部分有識者或學養生之道者深知且施行，直到今日仍繼續傳下去。

疲勞、體衰時，污濁的空氣、病菌，就會伺機進入抵抗力衰弱的體內。此時常常做輸送新鮮的空氣入體內的「吐故納新」呼吸法，是極有效的應付法。

美國某運動醫學學者曾說過：

「為了保持人體的健康，常吃精力食物雖然不錯，但基本上，最重要的是儘量多輸送氧氣入體內。」

其所言不虛，人體內各處細胞若有充分氧分送到，就能維持健康的身體，但現代有許多人因運動不足而成慢性缺氧狀態，各機能的活動變得遲鈍，因而常蓄積疲勞。人體為了維持健康的身體，呼吸新鮮空氣是保持健康的最佳秘訣。

即使在嚴冬，就寢時最好也能把窗戶稍微打開，以呼吸新鮮的空氣。在密閉的房間中呼吸一晚時，會吸入污穢的空氣，身體必然變弱，對病原菌的抵抗力也漸漸降低。

現代人常常受空氣污染，在人群中停留的時間長，如在客滿的車子、電影院、高樓大廈內的辦公室渡過大半的時間，因此，外出時一定要施行「吐故納新」呼吸法，使氧氣供給全身，使昏昏欲睡的各機能均能充滿活力，也可治各種疾病。

2. 呼吸健康法由腹式呼吸開始

呼吸法能使人體健康、預防疾病。更進一步能防止老化，具回春效果。在此談談道家代代相傳的秘傳呼吸法。

第一為腹式呼吸。此呼吸法是使腹肌充分收縮，使其弛緩，則腹腔內部，特別是使腸與腸膜瘀血的血液，能循環良好。

請看西洋歌劇演唱者的例證。用肺呼吸放聲高歌，使數千聽眾能聽見他們的歌聲是不可能的，惟有用腹式呼吸才行。歌劇演唱者能一直保持年輕狀態，即是腹式呼吸所賜。

腹式呼吸對消化系統、五臟六腑有益，能增進食慾，防止便秘。

正確腹式呼吸法，作法如下：

兩手放在肚臍下，就能確認空氣進入腹內。姿勢採站立或坐姿都沒關係，慢慢地吸進，然後慢慢大大地呼出。腹式呼吸若習慣之後，可求精神貫注而行，這樣就能解除緊張的煩惱。全神貫注的做二、三分鐘即可收效。

繼續做二星期就覺得身輕爽快，食慾大增，肌膚紅潤，與以前大不相同。

3. 對強精、回春有效的吸縮呼脹

前面已談過吐故納新、腹式呼吸，但腹吸法對回春術來說，只是初級階段的呼吸法，當然是有效的健康法，但強精、回春仍嫌效果不足。在此再進一步的說明中級的吸縮呼脹法。

此呼吸法為腹式呼吸的倒行方法，即逆呼吸。這是古代仙人做為長生不老、回春術而秘修的呼吸法。

①坐在硬椅子上，或站著，二、三秒間閉目養神，使得精神安定。最初如「吐故納新」法，將肺中的污濁空氣排出。

②將腹肌放鬆，使其自然脹起，鬆弛全身力量。然後吸氣，此時要注意的是與前面的呼吸法相同，腹部一邊用力，使其凹下，胸部大大地吸氣。

③然後放鬆肩部，一面使腹部鼓脹，一面慢慢地吐氣。二、三次重複施行就能做成。

④把握時機要訣之後，其次吸氣時要注意舌頭的位置，吸氣時舌尖要附在上齒部內側，由鼻吸氣（以後再詳細說明。此部分為任脈與督脈接點，有連繫體內回路的重要功效）吐氣時稍微放鬆力量，舌頭附在下顎由口中吐氣。

呼吸法及吸縮呼脹法每天三次，早上、中午、晚上各施行，做一週看看。持續二、三天就覺得身體變得輕盈。由腹式呼吸法開始，不知不覺中就已通曉仙人呼吸法。

4. 肛門運動能治早洩、陽痿

肛門的括約肌運動能做得好，可以改善陽痿與早洩，而且轉弱為強，讀者們相信嗎？

過著忙碌生活的現代人，因焦躁、緊張而為精力減退，早洩、陽痿所困惱的人不少。肛門運動是簡單的運動，能解除以上煩惱，希望更多的人來施行。

這種運動不會被人發現，在上班搭車坐在座位上，或站著拉掛環時均可做，方法簡單。

①先坐在椅子上，鎮定心神，使精神集中。輕輕地閉眼亦可。然後慢慢地用力於肛門，使其收縮。即與排尿時中途停止的要領一樣。

②然後立刻再放鬆力量使肛門鬆弛。此「收縮、放鬆」的動作反覆做三分鐘，就會熟練。

肛門收縮時，陰莖就稍微提高，像拉弓似的感覺，每天反覆練習，括約肌變強，不久陰莖勃起，就能依自己的意志而行。

這樣一來，不僅陽痿能治，早洩的男性也具有持續力，健康的人有精力，與女性交合圓滿成功，沒有急需時力不從心之嘆，成為男性生來最具自信的武器。

此括約肌訓練能預防四十歲以後男性的精力減退症，而且使衰退者能恢復年輕時的自信心。

最近倚桌辦公的職員，整日坐著的計程車司機等，很多人年紀輕輕就為痔瘡所困，此肛門運動對痔瘡也有效。

根據統計，現在坐著工作的人，約有百分之七十患有痔疾。痔疾實在是現代人的煩惱。

這是因為沒有作運動的肛門，被長時間壓迫所造成，因而痔疾可說是肛門罷工所造成的後果。

若感到自己有痔疾症狀，施行此肛門運動，持續二、三週，頑固的痔疾就能漸漸治好，當然沒有痔疾煩惱的人，施行之後能使肛門末端的血液循環良好，而預防痔疾的發生。以上為肛門運動的第二功用，肛門運動的效果還是以前述為主。

肛門運動為促進任脈、督脈（對人體來說，重要經穴均集中於此）的活動機能，藉著刺激此二經脈，而能使刺激傳達全身，促進人體健康。此任脈、督脈就像變魔術所隱藏的道具一樣。

5. 肛門式呼吸法能強化內臟

在此重複聲明肛門運動的效果，事實上藉肛門收縮的刺激能使血液循環良好，解除痔疾的煩惱。而女性做肛門運動時，同時能刺激膣部，使男性成為愛的俘虜的「名器」亦有可能。

肛門運動每天持續做五～十分鐘，即使冬天身體也暖和，不會怕冷，效果顯著。

肛門運動對美容也有效。不論男女誰都想永遠保持青春，而青春並非藉化粧品就可辦得到，若內分泌、荷爾蒙的活動不正常，就無法保持年輕美麗。

稍微疲倦，睡眠不足就會對肌膚有所影響，而造成肌膚的乾裂與內臟有關。

若僅做表面工作而不注意內部原因，也是徒然的，肌膚有問題的人是由於內臟衰弱所致。而有害食品、大氣的污染，冷暖室的急遽變化……等現代生活現象，都會使內臟增加負擔。

暴斃症遽增，是由於繼續過著過度使用內臟的生活，而有突然倒地危險。故強化內臟不可輕忽。

本書提倡的回春式呼吸法，具有強化內臟的優良效果。普通一般的運動要鍛鍊內臟實在不太可能，由肛門式運動開始的呼吸法，不僅能強精，又有長生不老、回春的效果。

讀者若想注意健康，把打高爾夫球或馬拉松跑步等運動的一半時間，不，十分之一時間拿來施行此呼吸法，希望對自己的健康更有自信，也不必害怕「老化」。

6. 呼吸法可在六個月內精通

由吐故納新，腹式呼吸，吸縮呼脹等順序前面已說明過，而最高層次的回春健康法則是吐故納新，吸縮呼脹，肛門式呼吸等三種組合而成的呼吸法。

前項說明的吸縮呼脹記住之後，配合另一種重要運動，即與呼吸配合的肛門收縮、鬆弛肛門運動。

即吸氣使腹部凹下時，一起配合時機，使肛門收縮；反之吐氣時使肛門放鬆。

呼吸法與肛門運動併用稱為「回春式呼吸法」，呼吸法與肛門運動配合得好反覆練習熟練之後，效果極佳。

前項所述，男性自身受到刺激，配合肛門運動，上下運動，再記住這種回春式呼吸法，陰莖就能隨自己意志自由控制。

往昔入道家修行，精通呼吸法的人都沒有疾病，聽說也有可能長壽不老。在從前傳說故事中常有一百數十歲的仙人（精道家術者）出現，並非虛言。

此呼吸法的要領是不要做得太過分。吸入氣時，深深地使氣入肛門為止，使腹

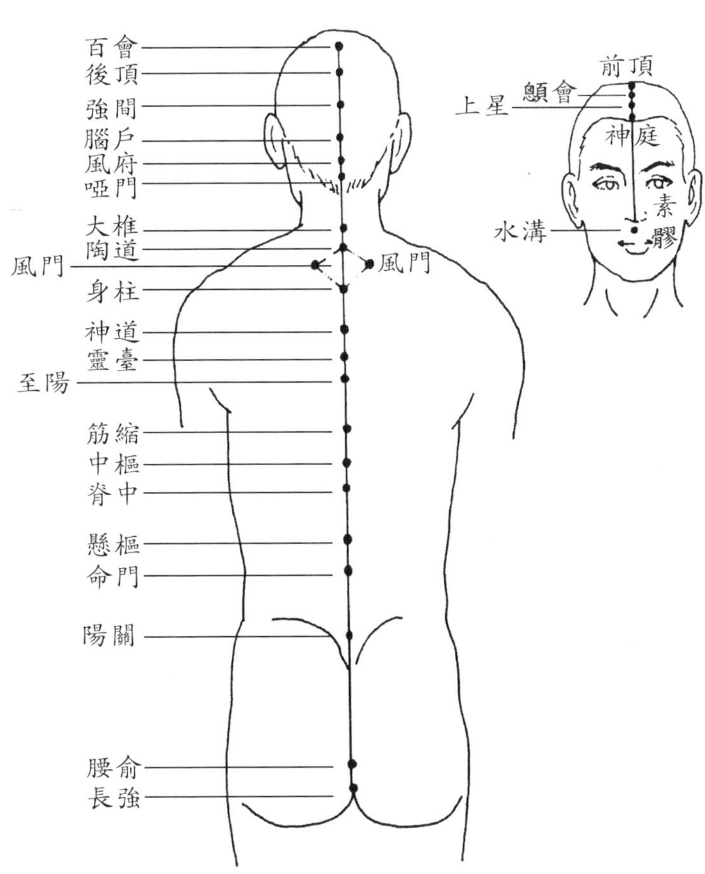
百會
後頂
強間
腦戶
風府
啞門
大椎
陶道
風門
風門
身柱
神道
靈臺
至陽
筋縮
中樞
脊中
懸樞
命門
陽關
腰俞
長強
前頂
顖會
上星
神庭
素
髎
水溝

圖1 督脈27穴

部凹下，深深地吸氣；然後慢慢地鬆弛下來。

此時會覺得氣有透至肛門的感覺。施行後會使便秘消失，特別是患有西洋醫學難治的慢性病或成人病的人，應早日熟記施行。開始一週時間，頭部清晰，身體的活動變輕鬆，具有整夜打麻將，不會感到疲倦的精力。

施行此呼吸法後，能解除長期以來的失眠症，在此舉一年輕職員例。

他每天抽空持續練習回春式呼吸法，經六個月後，某日突然體內起了變化。宛如體內有電流行走的感覺，全身變熱，這沒什麼好驚奇。

這時他體內的電，即氣已接至任脈、督脈，開始巡迴全身，回春術已成自己之物，是值得紀念的寶貴瞬間，此能量就是長壽不老的秘密。道家所傳的長壽不老執照，你已取得矣！

7. 刺激督脈與任脈能使人健康

回春式呼吸法為道家師徒秘傳之術，以下說明其效力的因果關係。

在此之前，再一次做做正確的肛門式呼吸法，不過這次是用手輕輕按尾骶骨上方二、三公分處。呼吸時手掌部分輕微上下活動應可感覺出來！此處是多數神經所聚集處，對人體來說為重要的經絡，即經穴位置。

人體有一千個以上的穴道（其中治療常用者大約有三六〇個），此經穴最重要的為督脈與任脈，督脈從尾骶骨通至脊椎，由後頭部的中心經臉部到唇上的經絡，督脈上的經穴與內臟有重要關係。

任脈從肛門前二、三公分經肚臍、心窩、通過人體正面的中心，從喉部至下唇為止的經絡。

督脈、任脈藉肛門的刺激，一起接受刺激，氣因而循環，回春式呼吸法的能量就產生了。

藉著施行回春式呼吸法，電氣順暢通過體中回路，即回春式呼吸法刺激督脈、任脈及體內各部，使連繫經絡的氣循環良好，身體就能健康。

督脈、任脈能預防人體的所有疾病，又含有許多能治療的穴道，不知不覺中所有的內臟機構也受到刺激而旺盛地發揮機能。此為回春式呼吸法效果的秘密。

既然了解此呼吸法的獨特性，就可一試，一天做五分鐘。

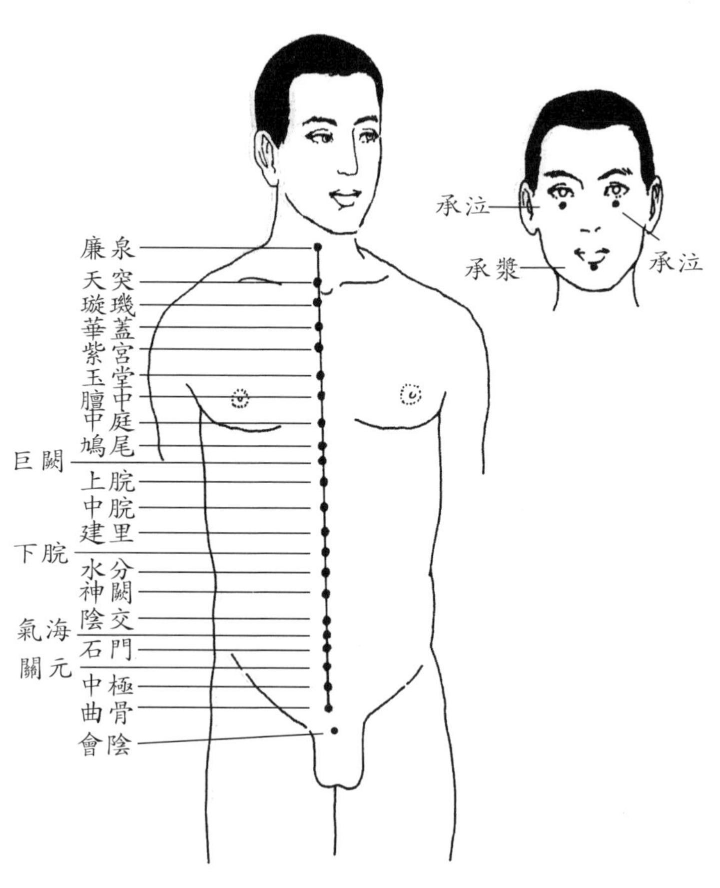
廉泉
天突
璇璣
華蓋
紫宮
玉堂
膻中
中庭
鳩尾
巨闕
上脘
中脘
建里
下脘
水分
神闕
陰交
氣海
石門
關元
中極
曲骨
會陰
承泣
承漿
承泣

圖2　任脈24穴

8. 治療疾病最高秘術「內視法」

呼吸是吸入空氣中的氧氣，吐出二氧化碳。為維持生命，促進新陳代謝，進而影響整個人體。

吸縮呼脹時不單要吸入氣而已，而且要使精神集中，使自己覺得氣流至自己體內每一角落的呼吸法最好。就像胃鏡照到胃中的要領一樣。

氣送入體內以精神（一種神通力）眺望自己體內，此動作稱為內視法。就是使精神集中的透視力。

常說「氣不追來」，此為東洋醫學所說「氣」的一種，簡單地說，是自我催眠術時的東西。

此秘術不僅可發現病源，作為回春也是極佳的秘術，唯有親自體驗才能理解其中奧秘。

有「上火、頭部充血」一詞，此為氣集中上半身、頭暈、臉上發熱、肩部酸軟狀態；反之下半身空虛，足、腰冷感。即氣能順暢流通為健康體，氣若不平衡，停滯某處，某部分即生出病端。若能精通內視，氣能全身暢通，就無疾病的煩惱。

古醫書《黃帝內經》中的「上古天其論」記載「人若體內精神統一集中，則不生疾病」，這「上古天其論」即是一種內視法。一般人也有病由心身感受而生，或氣鬆弛時即生疾病的觀念，其原理大概相似。

莊子有言「真人息以踵」，真人即仙人，意為精通內視法的仙人，氣能自由自在進入身體末端、尾骶骨，踵（腳後跟）為止，息即「氣」也。藉此內視法效力，不僅能預防疾病、安定精神，而且無神經病，能長壽不老。一旦作內視法五分鐘，焦躁、鬱悶一掃而光，內視法能返璞歸真，是道家的一種修行法術。

9. 永遠是處女不再是夢想

對女性來說，肛門括約肌的運動內視法，另具一種極佳效果，就是此運動兼具膣部的運動。

《後漢書》中的「趙飛燕」留下此軼事。

趙飛燕為中國的四大美人，她的美在於輕盈如燕，而受到當時皇帝的欣賞，迎入宮廷寵愛有加。當然具有魅力的她，當時有許多男友，已非處女，但是皇帝和她春風一度後卻被迷住了，而立她為皇后。

初夜時皇帝難以插入，再加上處女的「血證」，鮮明留於床上，因此，皇帝認為她是處女。

對趙飛燕過去羅曼史頗有風聞的宮女非常吃驚，而去請教她。飛燕回答說：「我三天三夜聚氣於內繞之，使膣部收縮。」

此聚氣於內循環之法即「內視法」，就是古代所秘傳的回春法。可能趙飛燕也採取回春式呼吸法與肛門運動一起施行。

膣部藉肛門的收縮運動，同時收縮，所以膣部肌肉也緊縮了；肛門運動若反覆練習，肛門收縮力也就變強。若施行此運動，生過小孩的女性及四十歲層女性，也就能經常保持似處女般的魅力。此為夫婦交合愉快的秘法。

此外又有一則妙法。即一百多年前貴族間所流行的纏足，在外人想來可能只是為漂亮而纏足，實在說還有另一種理由。

大約六歲女子的腳穿上約三寸絹鞋，以止住腳的成長，會因腳太小，步行時常

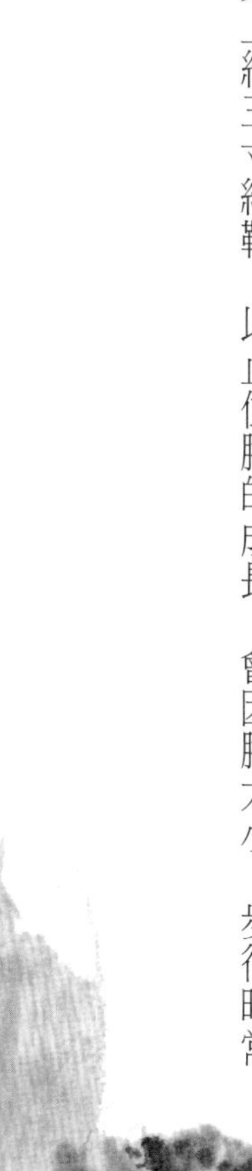

使用大腿的肌肉，臀部與大腿的肌肉自然發達，以鍛鍊膣部收縮力。當時作為男性玩物的女性卻完全不知，在不知不覺中鍛鍊了膣部。此種解釋不知你同意否，當然，這只有清朝人才能證實。

現代電影或電視中有時會出現「街娼」女性的畫面，她們都扭著腳似地穿著高跟鞋走著，這也是同樣的原理。藉著穿高跟鞋，採取過分的姿勢走路，以達到膣部收縮效果。但是，賢明的女性們，妳可知道穿過高的鞋子，會使骨盆歪曲、子宮後屈，而成易流產體質。奉勸各位，做什麼事要適可而止，不可太過分。

10. 你也能具有仙人般的超能力

吸縮呼脹與內視法的修行如果繼續下去，就會具有現代西洋醫學不能解明，不可思議的力量。

這不可思議的力量即人類體內的能量，亦即電氣。此種電氣藉某種訓練而能隨自己的意志使用時，超能力就變為己有。

仙人除精通超能力外，又深知回春式呼吸法（逆呼吸＋肛門式呼吸法），內視法，能隨自己的意志控制自己的身體，而能治療疾病。

例如，右腳受到跌打撲傷，氣進入右腳，以治療；右手受到挫傷時，氣進入右手內，以抑制自己身體的疼痛。能迅速地使傷復原，具有世上不可思議的能力。

修行更精進的仙人，更運用此內視法（精神集中，氣巡迴體內各處，即探查氣停滯處使其流暢，給與治療疾病活力），手接觸到患部時，傷或疾病即可治好。他們將自己的能量傳給患者的患部，使對方氣不通處，能藉自己的氣而循環順暢，因而治好疾病，以現代來說即心靈術的說法。應用道家的內視法，現今歐洲流行的自我催眠術，冥想（ＴＭ）均是。

中國史上唯一的女皇帝武則天，活至八十三歲，她曾有多彩多姿的羅曼史，情人不少。武則天一度入道家，體驗此導引法。

另一位春秋時代的妖婦夏姬，至今仍為大家的話題。妖艷天下無雙，聽說夏姬十五歲時，在夢中出現一位男性教她「吸精導氣法」的青春永駐秘法。

夏姬藉此秘術，從她接觸的男性中吸取精氣，所以，過了四十歲仍能保持十七、八歲的青春容貌。

此「吸精導氣法」是應用一種內視法的秘術，通過膣部，精氣吸入體中。若能記住此秘術，任何男性都能被其吸取。和夏姬春風一度的男性，會成為其性魅力的俘虜，戰國時代曾有三位諸侯互爭夏姬而命喪九泉。

聽說藉內視法訓練自己的夏姬，生產過三天後，即被陳靈公招致床中，披露出其宛如處女般的膣部。據說此內視法能使生產後鬆弛的膣部迅速復原，變為緊縮。

因此，呼吸法若充分精通，再能內視自己的氣，氣能自由自在地控制時，導引法也能成功，加強膣的收縮能力，使內分泌、荷爾蒙分泌旺盛，一直保持年輕、美麗，女性能保持一直為男性喜愛的肉體，而過著多姿多彩，快樂的人生。

人具有許多肉眼看不見的潛在能力。一定要精通導引法，發揮人類潛在能力，這對人的日常生活極有益處，無疾無病地謳歌人生的春天。

第四章

使體內充分活動的健康法

1. 用舌頭能消除討厭的口臭

不管多英俊的男性，若患有口臭，可能會使人敬而遠之。口臭在不知不覺中會引起對方討厭，即使是親近的朋友也忍受不了，請多加注意。

口臭的原因主要是便秘、消化不良、胃病、鼻病等身體內部所引起的疾病。市售的口香糖、消除口臭的藥雖能稍微抑制，但也只是一時的效果。

消除討厭的口臭只有一個方法，用舌頭舐口內各處，轉動舌頭舔牙齦裏側、外側，將舌頭伸到口內深處巡迴舔。早上上班前，或在公司的化粧室中，和人見面之前，電梯中都可施行。

繼續做三分鐘，口中的唾液就儲滿，儘量任唾液存多些，然後分三次，一點一點地嚥下。唾液不僅能消除口臭，且對食道、胃有益。嚥下的唾液一邊滋潤食道壁一邊入胃內，而治療胃內疾患所引起的口臭原因，而且更能促進胃的活動機能，強化消化器官。

中國仙人為了長壽不老，每天反覆作此口內運動，而穩固消化系統。

舌舔口中運動，反覆做二～三次，再加上牙齒的碰撞運動，口臭就可完全解除。

上、下牙齒碰撞時就鏗然有聲，閉口時，儘量用力碰撞，每天做三十次，不但能預防口臭原因之一的齒槽膿漏，且更能強化齒齦。

齒齦經過這樣鍛鍊後，即使上了年紀，牙齒也不易掉落。

2. 明星眼部訓練法

能藉眼睛表現豐富的感情，具水汪汪眼睛的人，不管男女都極具魅力。聽說楊貴妃的眼睛具有魔力，見到的人都會為她所迷。只要能加以訓練，要具有楊貴妃般的眼睛不再是夢想，名演員們眼睛能傳神，為最佳的感情表現，她們如何訓練呢？

先準備一根蠟燭，關掉房間燈光，使成昏暗。點燃蠟燭火，同時使蠟燭火焰與自己的眼睛等高。然後坐在離蠟燭三步處，兩手端正地放於膝上（可坐在椅子）。

五秒鐘內一直看著火焰，然後頭部向左慢慢搖動，彎曲與身體成直角為止。視力不可離開火焰，再將頭轉回正面，這次視力也不可離開火焰，將頭部轉向右側，再恢復原處。

再兩手放於腰部附近合在一起，身體儘量向後伸。此時視線仍繼續看火焰，然後上體恢復原狀，這樣算一課。反覆繼續做三十課左右。

每天能繼續做下去最理想，但因頗費時間，一星期做一次也就夠了。

此眼部運動能使眼睛水汪汪，同時表情豐富，又具安定精神作用，能消除焦躁、緊張，對精神修養來說是最合適的運動。

3. 腳頸回轉消除起床時賴床

有很多人早上賴床，因而常遲到，被同事們譏為懶鬼。但事實上，有些低血厭的人起床非常困難，醒來後頭腦的清醒也比普通人多費時間。

這些現象，可施行以下方法，使他們覺得起床不再討厭。

醒來後，仍採取睡姿，兩個腳頸同時一圈一圈地向外轉三十次以上；向內也轉三十次以上。認真地由關節開始回轉為止。

藉此腳頸的回轉運動，使血液流動順暢，頭腦變得清晰。

最初開始做時可能較難受，但漸漸就習慣了，一醒來自然足部就活動起來。此外血液循環不好，站時頭昏眼花、貧血、肩瘦的人，藉此運動也能得到良好效果。

對醒來感到厭惡的人，再推薦一種手頸繞轉運動，與腳頸回轉運動配合更具效果。

首先站立伸張背肌，手往上舉（運動以離心臟遠處開始為原則）就像歡呼「萬歲」姿勢，然後張開手指，兩手頸繞轉（圖3）。起先從內側開始一邊數一、二、三反覆八次，然後轉外側，也是八次。此為一組，開始時做二組，習慣後做四組也可以，計轉三十二次。

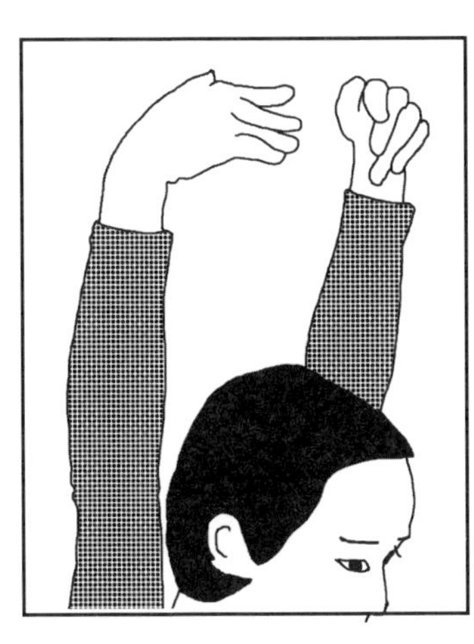

圖3　手頸繞轉

一連串的回轉運動既不可過快，也不可過慢，否則效果會差些，大約就像時鐘的鐘擺一樣。

手頸的運動做法容易，但效果高，因為刺激全身的許多穴道都集中於手、手頸、腕部。二者併用效果更好，能促進體內各處的血液循環，將呈半昏睡的頭部及內臟器官喚醒，使各機能都能開始活動。

特別是早上賴床的人更該做一做。這樣早上做事錯誤率就減少，工作效率高昂。

4. 對慢性病有效的甩手運動

以前曾流行的一種健康運動，就是手腕搖擺運動——甩手。兩手前後搖擺，運動方法簡單，但效果確實。

特別是對中風、動脈硬化、高血壓、低血壓、關節炎、神經衰弱、心臟病、腎臟病、月經不順等婦女病、產後諸症狀，各種成人病均具治療效果，且經臨床報告效果不錯。

兩腳張開與肩同寬，腳大拇趾用力站立。上體儘量放鬆力量，下半身則注入力量。放鬆手腕力量，手掌輕輕張開。手腕在身體前方用三分力甩，後方用七分力甩（圖4、5）。做了之後就知道此法需要體力，立刻身體暖和，汗也出來。最初做到一百次，如果感到疲倦，那是體力不濟的證明。

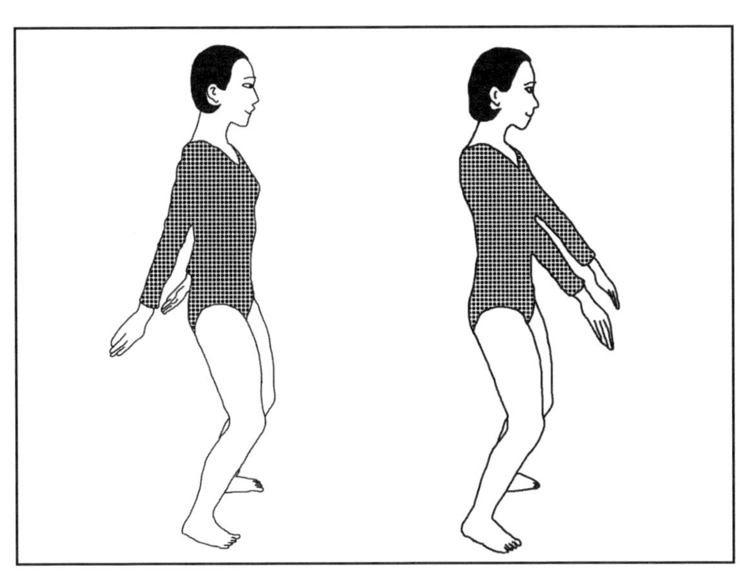

圖5　後方用七分力甩　　圖4　向前方用三分力甩

早上、中午、晚上各做一百次，合計三百次，當然做的次數越多越好。第一天做一百次，第三天增至一百二十次，第五天增至一百五十次，漸漸增加最理想。

目標為一千次。如果想治療疾病，一天必須做一千次。

持續此運動，身體將變輕，肌膚變得有光澤，增加食慾，消除肩痠。那是因為甩手運動能使血液循環良好。

傳統健康法自古以來即以保持「上虛下實」狀態為原則，即身體的上半身保持柔軟（上虛），下半身要穩固（下實）。

現代人約近三分之二每天都伏案辦公工作，步行機會較少，再加以由車代步，更使下半身有力不足感，結果氣上升於上半身，血液也易於上半身充血。

即「腰部下發冷的寒症」狀態。讀者之中一定有頭部時常發熱、足部冷感，腳底站不穩、頭昏眼花的症狀者，這是身體的危險信號，不是「上虛下實」而是「上實下虛」狀態，容易發生疾病。

此種狀態如何使其恢復正常？做甩手運動最好。由手指尖至腳，腳後跟，腳尖為止的血液能順暢流動，預防疾病，是一直保持「上虛下實」狀態的理想運動。又具有使所有疾病能早日恢復正常效能，對患慢性病的人來說是最合適的運動。

「上實下虛」的人若要「上虛下實」現在就開始練習吧！

5. 腰痛、胃弱者的扭腰運動

除了前項甩手運動外，再介紹扭腰運動。對於腰痛有很好效果，特別是能預防特發性腰痛。

與做甩手運動一樣，兩腳張開與肩同寬，放鬆上體力量，保持身體自然。然後腰部儘量向右後方扭轉，腳不要移動，踏實站好，做頭部轉向後方看的動作，轉至不能扭轉程度為止，然後返回正面。再向左後方轉動，此算一次（圖6、7），僅彎曲上身轉動。記住，有規律地一、二、一、二地反覆轉動。

若想使腰部穩固的人，最初可做三十次的程度，再漸漸地增加次數。等習慣之後，早、中午、晚三次做完前項的甩手運動後，各做此運動一百次，合計三百次，或是早起或就寢前，分二回各做一百五十次亦可。

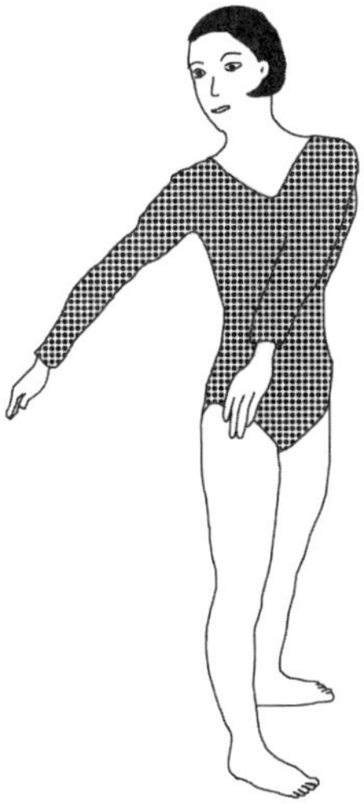

圖6　向左後方扭轉(正面)

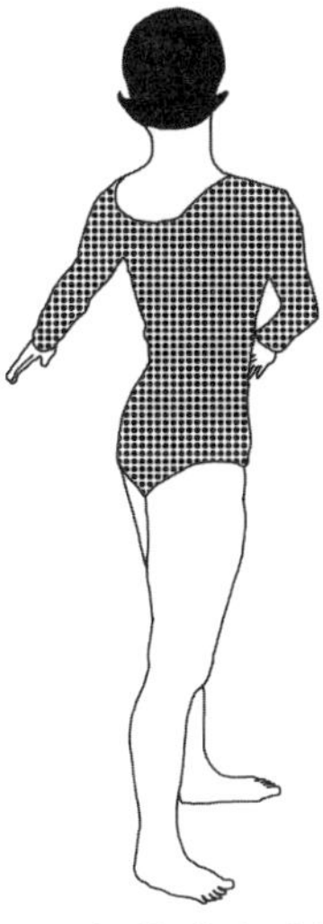

圖7　向左後方扭轉(背面)

若想調整胃腸、肝臟、胰臟等消化器官的機能，使機能旺盛。患便秘、失眠症、胃弱者，一定要繼續作此運動。

此運動有預防特發性腰痛的效果，而且藉著扭轉腰部，能去除腹部贅肉，使腰圍變細，也有豐乳效果。女性若想有苗條身材，做此運動最合適。

6. 刺激精力之源的體操

甩手運動、扭腰運動，再加上這種體操就很完滿。每日伏案辦事的人，不太常運動的女性，或家庭主婦，有空時可做此體操。

①兩手放在背後交差在一起，上身伸直（圖8）。

②上身向後慢慢彎曲至極限為止，再恢復原狀（圖9）。

九十度較困難，但若連四十五度都不行就不合格。

一天做十次，效果非常顯著。

對腰部已經彎曲的人也有效，若繼續做，背骨伸直，老人不必拐杖也能行走。

此體操不僅能伸張背骨，而且能刺激精力之源的腎經、肝經的經絡（與生殖器

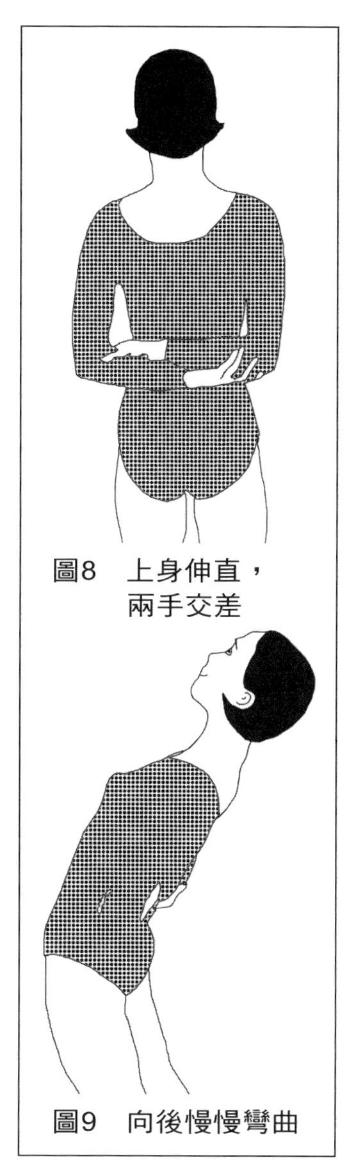
圖8 上身伸直，兩手交差

圖9 向後慢慢彎曲

官有關）使其活力無限，而發揮極佳的回春效果。

四十歲以上的男性一定要試看看。

7. 消除緊張、焦躁的叩膝運動

以上三種運動對現代人來說非常需要，是具有強化內臟效果的運動。但是，現代人另有一種麻煩的疾病，即精神疾病。

醫師、技術師、經理、營業員過度地使用神經；易引起焦慮不安的教職者、學生等都會常常緊張，因而引起體內各機能的障礙。最適合叩膝運動。

站立姿勢，以右、左、右、左的要領交互踏步，盡量抬高膝部，然後右腳抬高時用右手，左腳抬高時用左手，叩膝部稍上部內側，以通常一個人快速行走的速度來做較適當。

藉叩膝，能刺激掌與膝，而促進血液循環。現代人容易使血液停滯上部，做叩膝運動就可使存在上半身的血液往下半身流。

反覆做五十次，身體就清爽，對婦女歇斯底里症也有效。

這些運動隨時可做，且做法簡單為其特徵，並不需要一次全套都做完，分別做幾項也可以（全套做約費時二十五分鐘）。

叩膝運動若繼續做下去，深信可以預防現代人的緊張、焦躁症和壓力。

8. 伸張背肌治萬病

這種運動方式就像貓伸腰似的，因此定名為「貓伸展運動」。

探求各種健康體操，搭配運動時，很奇怪的有時很像動物的動作，此運動原來是仙人養生法之一。

動作稍微可笑，但絕無白費功夫，非常科學化、合理化。

運動作法次項再說明，可配合呼吸運動，伸縮脊椎。

此運動能使全身的肌肉、關節、脊椎活動非常圓滑、順暢。特別是脊椎，人體的重要經穴，神經均集中於此，所以效果顯著。

姿勢不良的人，因給予脊椎無理的負擔，結果壓迫通過脊椎的神經，容易生出病端且加速老化。

藉矯正脊椎能消除高血壓，食慾不振，神經衰弱，成人病、貧血、冷感症、肥胖症等，及與全身有關的不健全機能。此外，對子宮後屈、女性特有的婦女病也有效果。

此運動與回教徒向阿拉真神膜拜的姿勢酷似。回教徒在膜拜神明之中，不知不覺地實施了維持自己健康的運動。

此外，基督教、佛教等的祈禱動作中亦可見到應用「貓伸展運動」的原理。深信遠古祖先傳言「健康或不老長壽可由祈禱中獲得」，與醫學事實的一致，實在令人吃驚不已。

9. 健康法中的王牌

現在就開始運動吧！

準備方法：房間中床或地板要清潔乾淨，換換房間中的空氣，冬天窗戶也一定要打開。然後舖上一大塊乾淨的白床單，這是為了防止吸入污穢的灰塵。以上預備好後即可行動。

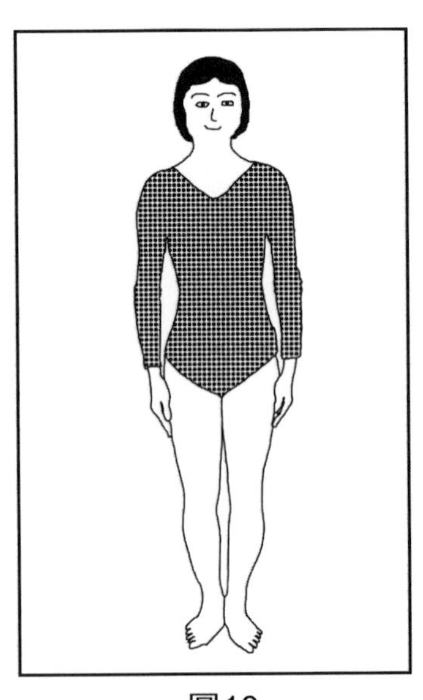
圖10

站好，放鬆兩手腕力量，精神集中（圖10），像蛙式游泳要領，張開手腕呈水平狀與肩同高（圖11），將手腕降低，在身體前交叉（圖12），再張開，反覆八次（圖13）。第八次後，手腕慢慢放下（圖14），然後慢慢地一邊張開兩手腕，做站立彎膝的

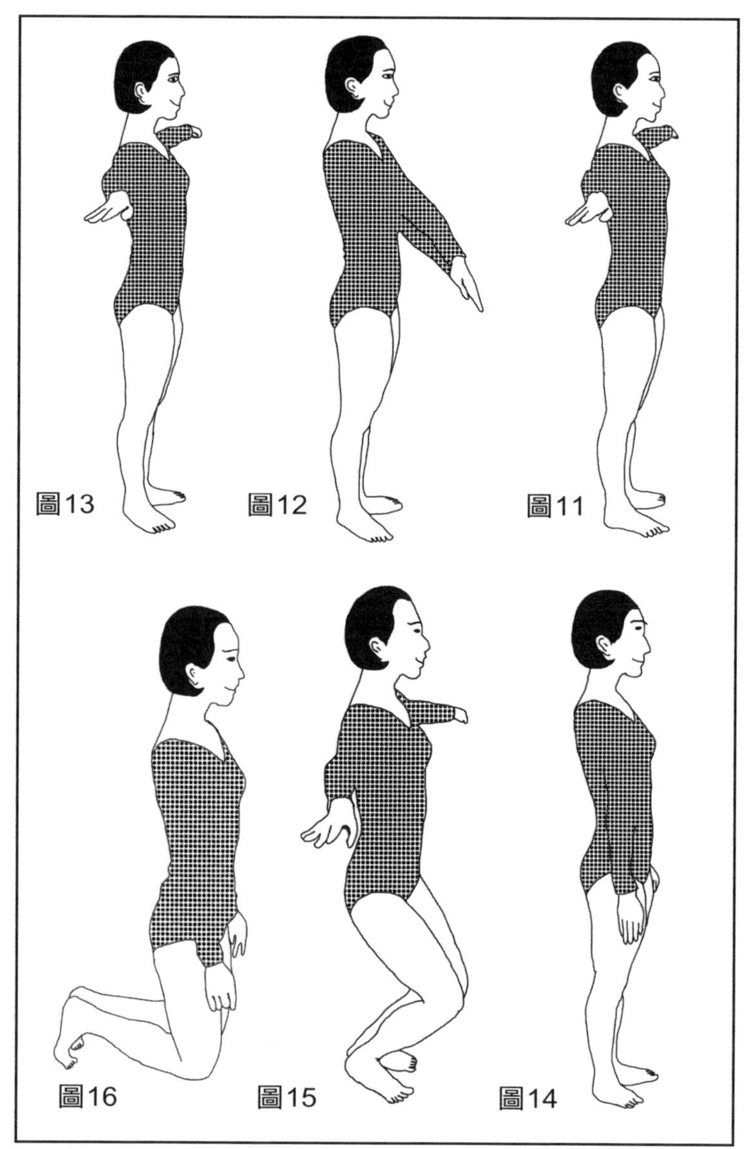
圖13
圖12
圖11
圖16
圖15
圖14

姿勢（圖15）。

再度合上手腕，手掌靠床（不必伸手向前）慢慢成跪姿（圖16），臉向前方，伸出下顎。用舌頭舔床面似地慢慢地上體向前移動。用手支持全身體重，臀部翹高，然後慢慢恢復剛才站立彎膝的狀態（兩手回復放於兩腋下）。

第二次做時也是手觸到床，降低腰部，同樣是舔床似的儘量伸張下顎，反覆做八次。

此時要注意的作舔床時的動作要輕輕地吐氣，回復站立彎膝姿勢時則要吸氣。秘訣是動作要慢慢地，先要正確地記住正確姿勢，再加上呼吸法。

反覆做八次之後兩手慢慢地張開，站立起來，兩手回復放於腋下，大步走八步。走步等於適合此運動的休憩時刻，鬆弛身體作休息狀的走步。

再做貓伸展運動八次，然後再走八步……這樣反覆地作。貓伸展運動合計六十四次（以八次為單位）步數六十四步（以八次為單位）這樣一組的運動就完畢。只是開始做時不要做得太過分，次數不拘，感到疲勞時，可中途停止。

此八與六十四的數字，為依據中國易學而來的複雜理論編成。此運動是配合五種祥禽異獸的活動姿態和特性為基礎的運動。

現在若有腳疼無法步行的人，亦可稍做貓伸展運動，漸漸就可步行了。因病而半身不遂者，手不能隨意志動的人，或現在正進行復健治療的人，配合體力漸漸增加運動量為要訣。

聽說脊椎矯正為施行呼吸法，等達到呼吸氣的頂點後立即矯正。這種方法也是應用古代的調息法（回春呼吸法也是屬於這一種）。

此體操法刺激各經絡的動作均配合入各種運動，再加上呼吸效果更高，即原理與脊椎矯正相同。運動的姿勢與呼吸法都要正確。而為了刺激脊椎、經絡以保健康，每天要好好的做。

此運動與呼吸法併用，持續一、二個月，身體一定有驚人的改善。

10. 只有親身體驗才瞭解最高技術

如果你感嘆「為什麼一年中，身體的狀況一直很差」。那麼，可在「貓伸展運動」進行漸漸順利後，再加上以下的爬行運動體操，一定可以減少苦惱。

作法很簡單，就像嬰孩一樣使用手腳在房中爬動，只是膝部不可碰到地面。

①手腕與肩同寬，放於床上（圖17）。

②手肘深深地彎曲，臉靠近床上（圖18）。

③以舔到床上似的要領，將重心移至肩部，將腰舉起（圖19）。

每天繼續做下去，身體變柔軟時，不久就像虎、熊等動物一樣伸膝步行，實際做看看就知道是很苦的運動。

爬行運動動作雖簡單，但效果卻顯著。能改善虛弱、慢性病等體質，對神經痛、關節炎有效。

有些人會認為「為什麼如此單純的運動會如此……」，回想人類原始時代，不，比原始更早時代，那時人類是用四肢來步行的。

對了，這就是此運動的起源。人類雖不知不覺地變成用兩腳步行，但身體構造，位置根本上並沒有改變，而且用手步行並非無理，且負擔部分較少。

人類雖然用手的生活習慣較便利，與腦部的發達而改用兩腳步行，但從實際看來，卻有防備姿勢的傾向。人類以外的動物，胸及腹都向下的四肢步行。這對動物

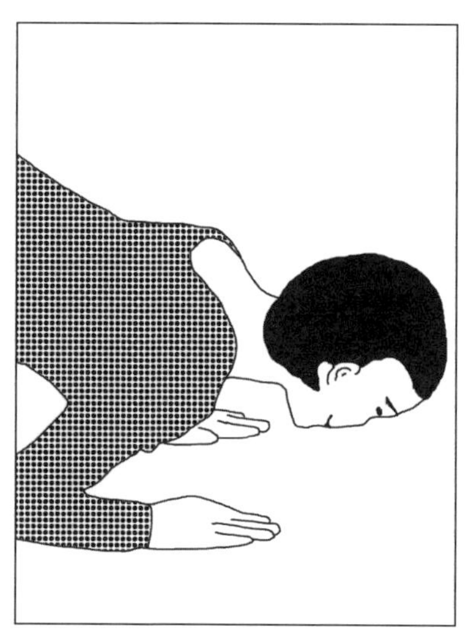

圖18

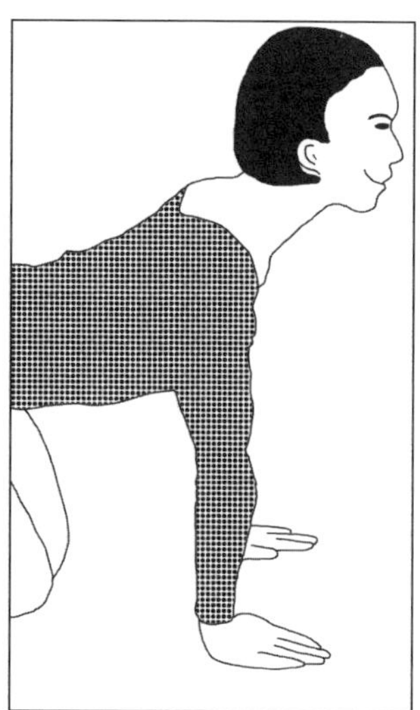

圖17

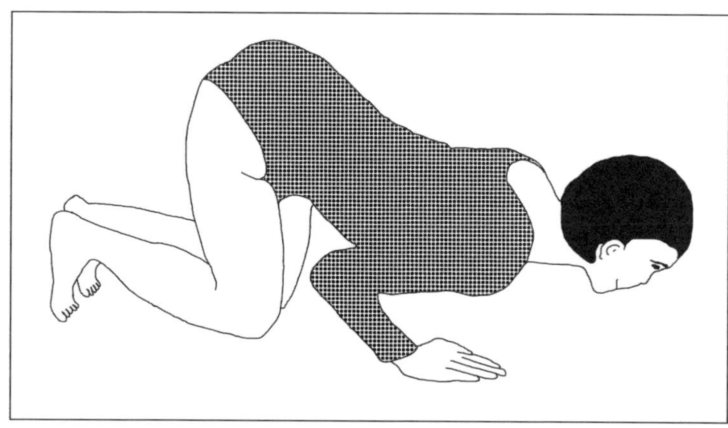

圖19

來說，自然而然具有保護重要部位的作用。人類重要部位幾乎集中於人體正面的中央，顯示人類有感於身體的危險，所以使身體成圓似的，以掩蓋危險部位，這種保護本能，人類沒有改變。

有位男性年約三十二，生來胃弱，稍微過食即下痢。他的體格瘦削，是神經質型。容易疲勞，早上起床感到厭惡，覺得很苦。他以爬行運動為重點，再配合前面的五種運動。約一個月後，精神煥發，食慾大增。

效果僅有施行過的人才知道，此運動使用了平常甚少活動的各種肌力，刺激內臟，具有良好運動量。

對現代醫學缺乏信心者，或經針灸、按摩均無效果者，可做此最後一試。

第五章　經穴摩擦健康法

1. 簡易的摩擦法對健康有效

本書的摩擦健康法僅用手摩擦身體，就能治療各種疼痛或疾病，可能有些人不相信，只有做過的人才會深深地體驗到功效。

為什麼這麼簡易的方法有效呢？

可能有許多人曾在寒冷的冬夜，有腳部冰冷，難以入眠的經驗！此時若做摩擦法，就可安心入眠。

僅利用手與手合在一起摩擦或足部摩擦，就能使血液循環良好，同時引起體內的電流，刺激傳至腦中樞，於此發出命令，而遍及全身，解除身體的緊張。

摩擦健康法的論點是：

在人體表面某部分給與刺激，其刺激傳至比脊髓位置更高的腦中樞，而反射至受同一系統神經支配的內臟或其他組織。

這樣一來，內臟就產生各種知覺或運動，循環系統、荷爾蒙的分泌也改變了，這已經經科學上確實證實。

中醫學的針灸治療或摩擦法，能藉給予皮膚的各種刺激而調整內臟的異常。事實的確如此，人體是極精巧的。若是人體內部起了異常變化，與此異常部分有關的經穴或經絡的皮膚表面就會起各種變化。

皮膚生出雀斑、肝斑、痣、濕疹，或是皮膚生瘡、粗糙等即是一例。若有此情形就要注意。與此反應點有關的身體部位變弱。

立即將皮膚出現異常的部分摩擦，給予刺激，以調整各神經及內臟機能，消除體內疾病，這就是摩擦健康法真意。

中國的針灸具有三千年以上長久歷史。深奧之處一般人是很難精通的，因為人體有無數的穴道，要正確記住其位置及效果，連專家也需要有長年的經驗。

若是外行人隨便來做，亂刺激穴道是很危險的。本書摩擦健康法僅摩擦經穴及其周圍，簡單易做，連外行人也會做。優點在於隨時隨地都可以做。又不花錢，連小孩也可以做且安全。

本書具體繪出經路、穴道圖以輔助說明參考，藉此大概可了解與各疾病有關穴道的位置。

希望藉此摩擦健康法，能創造年輕體態，得到極佳回春效果，現在就藉繪圖說明來實踐摩擦健康法。

2. 摩擦與按摩不同

在學習摩擦之前必須先了解摩擦與按摩、指壓的區別。

兩者最大的區別是摩擦一人即可以做，按摩或指壓則必須由別人替你服務。按摩或指壓的技術很難，除非學習相當久，連職業技術的人，能稱得上高手者實在很少。

雖然市面上出版了不少有關「任何人都會的經穴療法」之類的書或向外行人吹噓的針灸、按摩類的書，但即使在中國，現今能準確地精於探穴者的高手仍很少，所以，外行人如果想容易由這些書中學得，實在非常危險。

摩擦的範圍較廣，包括經穴的周圍，並且穩固地刺激，對外行人不會有壞的影響，可以安心地做。

摩擦唯一秘訣，即用手掌正確地按於穴道周圍，從開始摩擦至結束時，都用同樣的速度同樣的力量，僅用手掌移動。

3. 強化內臟的手掌摩擦法

先從初步的摩擦法開始，僅將兩隻手掌合在一起摩擦即可。做三十六次時手掌變熱，體內生出電氣，刺激兩手掌的穴道。手掌中的穴道主要與內臟有關者甚多，因此，手掌摩擦極重要。

再將一隻手掌放於另一手掌背摩擦三十六次，然後換手，也是摩擦三十六次，摩擦手掌背時能刺激頭、頸、肩、眼、鼻、背、腕的穴道，對消除肩疲及眼部疲勞有效。

最後是摩擦手腕，手腕也是許多重要穴道集中的地方。用一隻手抓住另一隻手腕，輕輕反覆摩擦手腕三十六次，若時間不夠僅施行手掌、掌背摩擦也可以。

藉此摩擦，能像全身運動似的刺激體內器官的機能，使其旺盛的活動。

手掌摩擦是任何摩擦法的基礎，即像比賽前的預備運動一樣。

藉此摩擦而引起體內電流，再做各種的摩擦，如果不做手掌摩擦，效果將減半

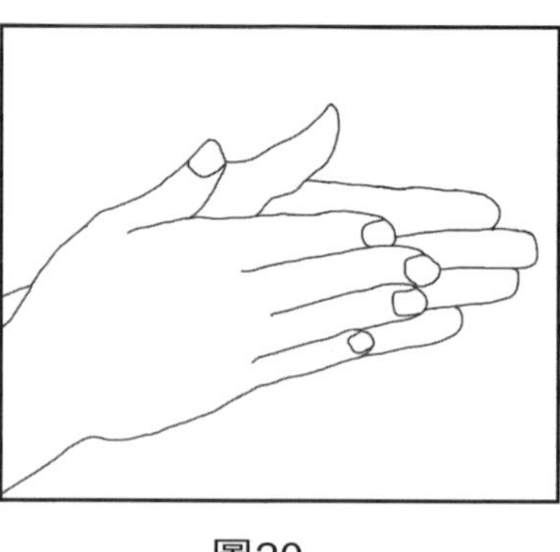

圖20

（圖20）。

4. 臉部摩擦能年輕十五歲

臉色蒼白，黯然無光，無論做事或於人際關係上將大打折扣。「到底這個人能否認真地去做呢？」將會給人如此印象，故臉部給人的第一印象於工作上將有重大影響。

在此介紹臉部摩擦法，使你的顏面一直生氣勃勃，使血色良好，肌膚有光澤，同時又能除去小皺紋，改變臉部，宛如變成另一個人的驚人效果。

作法是將手掌張開，蓋住全部臉面似的，由額到頰骨、下顎、喉部為止，即由上而下稍微用力摩擦（圖21）。摩擦過唇部後，伸出下顎，摩擦至喉部為止（圖22）。左、右手交互使用，反覆摩擦，此時鼻上一定要全部手掌摩擦到不可遺漏，因為鼻上有幾個重要穴道，藉以刺激。

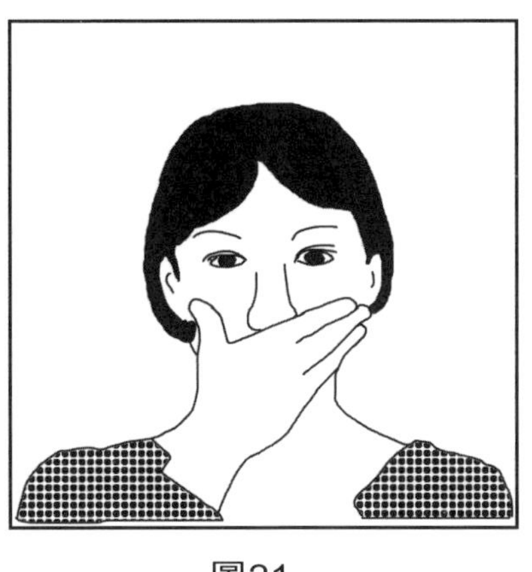

圖21

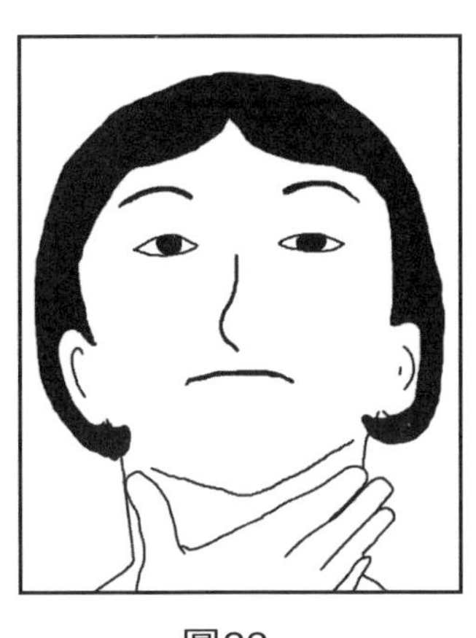

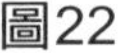

圖22

摩擦繼續做下去時，肌膚變熱，這是血液循環順暢，除去舊的廢物，毛細管各處均有新鮮血液輸送到的證明。

做此按摩的人過了五十歲，臉部仍風韻猶存，與老化者有極大差別，比不做摩擦者至少年輕十歲至十五歲，過了四十歲者，皺紋與臉色與同年齡者大不相同。

藉此摩擦能預防肝斑、雀斑等，及皺紋的老化現象，使新陳代謝旺盛，故有預防效果。

此外，在喉部與內分泌有關的穴道均集中於此，利用摩擦，來刺激穴道，促進保持年輕因素的內分泌與荷爾蒙的分泌。因而臉部摩擦能防止臉部老化，自然也能保持年輕的顏面了。

喉部除含有促進
內分泌的穴道
外，還有摩擦就
能使耳鳴、喉
痛、氣喘有效的
穴道。

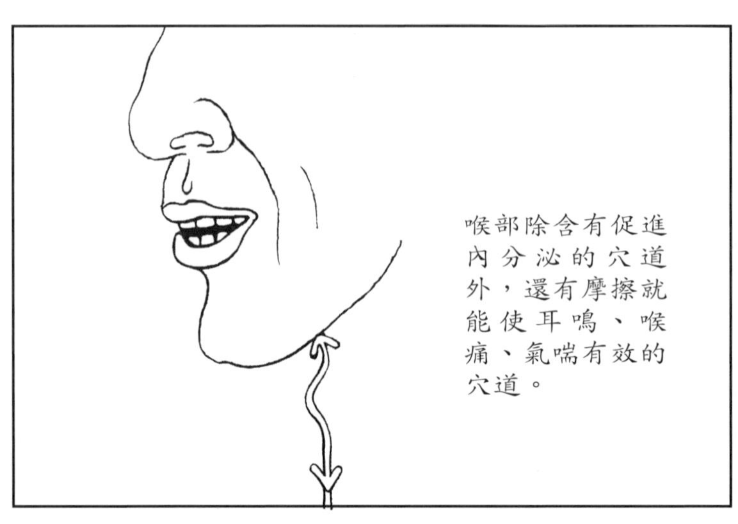

圖23　臉部加喉部摩擦

為何作臉部摩擦最好呢？其答案可參照圖24的面部穴道圖，顏面具有這些穴道。

尤其是鼻上、臉部邊緣的部位要特別注意，各器官的穴道一大排均並列於此。

所以，顏面摩擦法同時刺激鼻上，臉部邊側的穴道是非常合理的。

5. 摩擦能預防感冒

每年為感冒煩惱的人，不妨施行人中摩擦法，要領是僅用食指左右摩擦鼻下（圖25），可利用公司中午休息時刻來做，簡單易行。

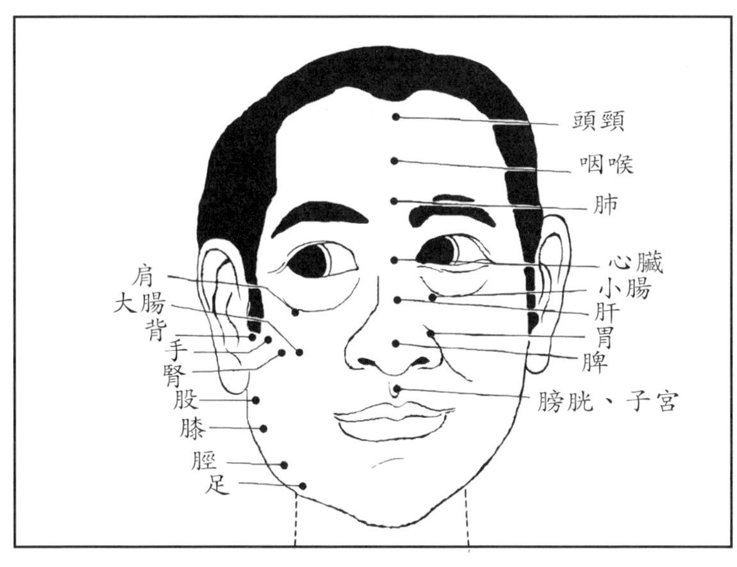

圖24 面部穴道圖

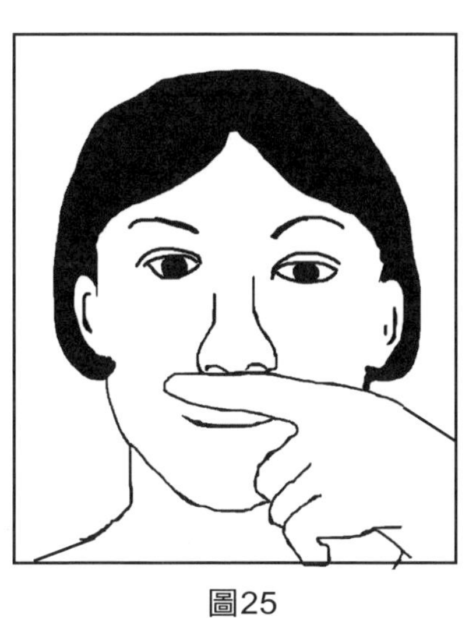

圖25

穴道在鼻與唇的正中，即人中位置。這裡是全身穴道中重要且危險的穴道，但也是效果極高的穴道。例如，急遽的頭暈或因貧血而失去意識的人，可用針灸刺激人中穴，就能恢復意識。但是，若錯誤地強力刺激，那可能就是置於死地的穴了。因此，摩擦時必須輕輕地接觸。

此外，人中左右各一個禾髎穴亦同時刺激到，這個穴道的刺激對鼻塞不通，鼻炎有效。為了預防感冒現在不妨開始做。

6. 摩擦鼻子兩側對頭腦有益

「我家的孩子雖然很用功成績卻不理想」，「最近成績退步了」。有些為人父母者常如此煩惱著，此時可觀察孩子的鼻部是否堵住不通。

這是鼻塞不通、蓄膿症影響頭腦作用，有些人是否覺得最近明顯的記不住數字或電話號碼，集中力減退，而大嘆老矣，留心者應會先想到可能患有蓄膿症。

一位耳鼻科醫師說，最近小孩與大人約半數或更多均患有輕微鼻炎或蓄膿症，及其他鼻子症狀。

大多數人鼻子不通也不太去管它，最後只有惩其惡化。

不去注意它時，漸漸地在不知不覺中就會變成嚴重的蓄膿症。長時間伏於桌

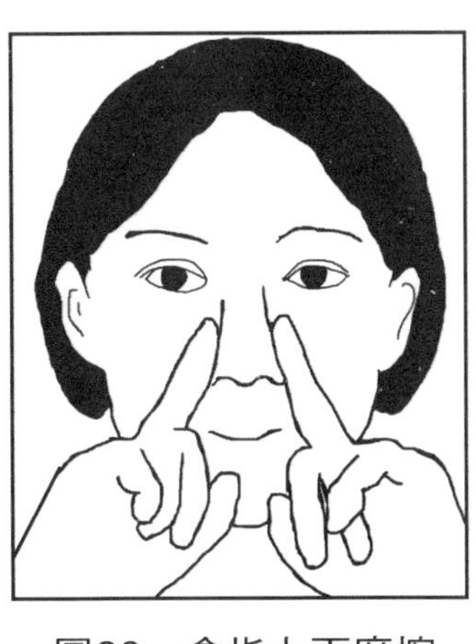
圖26　食指上下摩擦

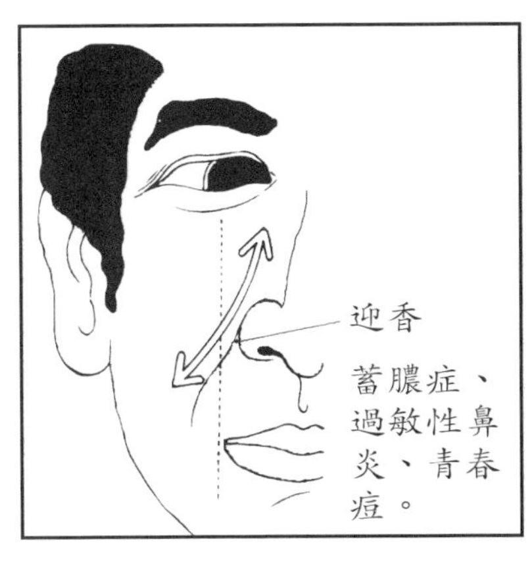

圖27　鼻側摩擦

上，頭部變重，焦躁不安，集中力不好，明顯記憶力減退了。

若不想得此令人煩惱的症狀，可施行簡便的防止蓄膿症摩擦法。你和小孩可以一起做，輕微鼻炎二週之後頭腦就可變得清爽。

先將食指放於鼻子兩側，然後用食指上下摩擦（圖26）。症狀不明顯者三十六次，輕度蓄膿症、過敏性鼻炎者加倍來做。

對於因感冒而鼻部不通時施行也有效果，做七十二次一定可使鼻子暢通。

迎香穴的刺激對臉部神經麻痺也有效。緊張時，臉部哆嗦時可刺激迎香穴有效。

若想治蓄膿症可併用前述人中摩擦法，效果更好。

7. 鼻部穴道予人新的評價

臉部中，特別是鼻子周圍是人體各臟腑通過的反應點，即許多穴道均集中於此。中國最近也特別注意鼻部的研究，而陸續發表了許多新的穴道。某醫院曾在鼻部用針灸麻醉後手術，在一四一一例中有九六・五%成功率。

鼻部為什麼許多穴道均集中於此，有待今後的研究，但中醫學重新被學術界估計其價值是值得慶幸的。圖28是藉鼻部用針灸麻醉的穴道圖。

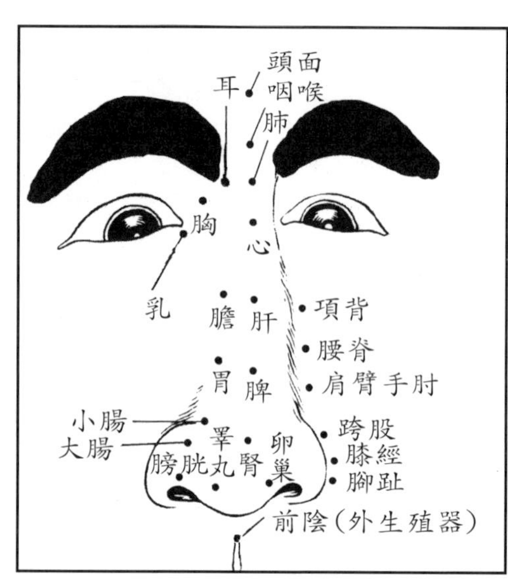

圖28　鼻周圍穴道

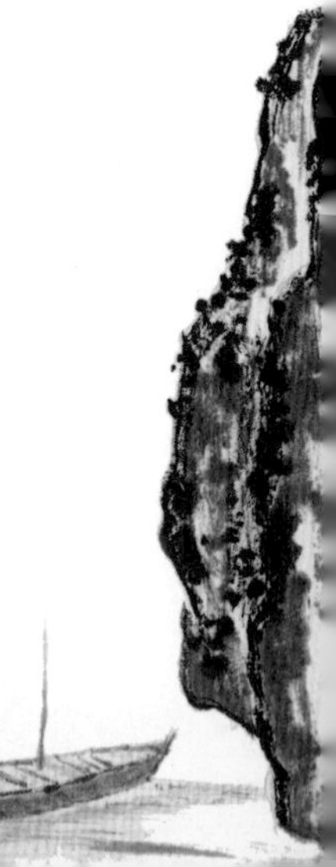

8. 防止近視、老花眼的摩擦法

有「眼比口還能傳情」的諺語，從醫學上來說，眼也暗示出人的精神、健康狀態。

在早上，上班時刻的車中，很少看見男性具有生氣勃勃，煥然有光的眼瞳。對男性來說一直保持有舒暢的眼神也是很重要的。

特別是對人際關係極重要的營業員、銷售員或過度使用眼睛的設計員、電腦技師、攝影師來說，眼睛很容易疲勞，施行眼部摩擦法可使眼睛炯炯有神，對防止近視、老花眼也深具效果。

首先是眼角摩擦，用左右大拇指按在眼角上的凹處，輕輕地揉擦（反覆八次），此時大拇指以外的手指，在內側輕輕彎曲，支住額部。

其次用中指按於眼皮下（眉部分的骨下），無名指按於下睫毛處，用手指慢慢地向眼角左右摩擦三十六次（圖29）。

兩指仍在原位再做圓狀摩擦，內側三十六次，外側三十六次。

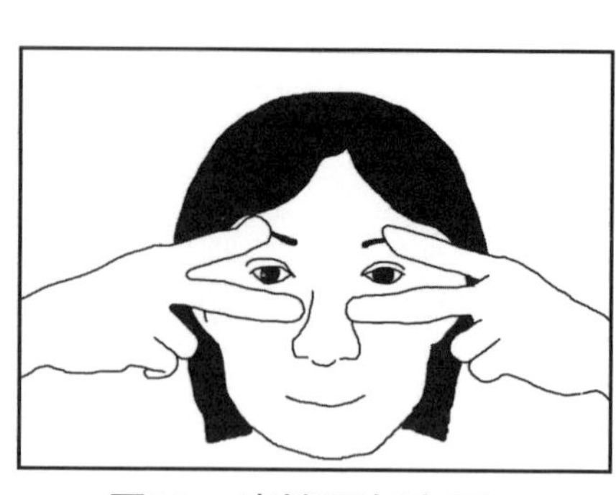
圖29　摩擦眼部上下

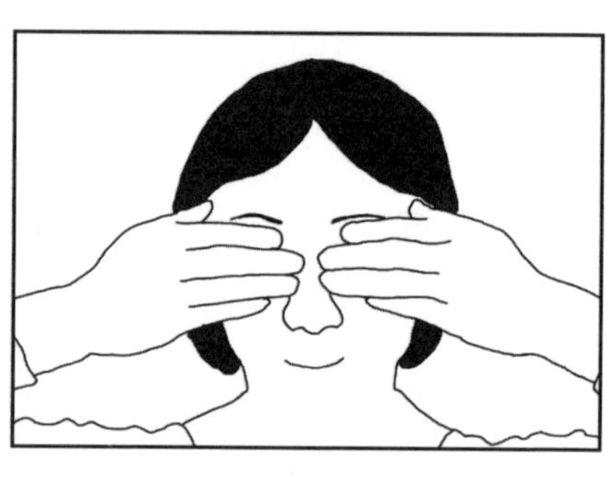
圖30　蓋住眼睛使眼球回轉

然後用手掌蓋於眼部，閉眼，一次又一次地回轉眼球（圖30），慢慢地做三十六次，然後手離開眼部張開眼睛。眼睛張開後剛開始時看物有些朦朧，但立刻能清楚地看見東西。就儘量看遠方景物，以藍色、綠色為視點，看一會兒即可。夜間在房間中可看藍色或綠色東西，然後休息。

最後摩擦眼部周圍，兩手大拇指按住太陽穴，大拇指以外的四隻手指握拳，用食指的第二關節首先摩擦眼部上側（二次）及下側（二次）然後由內側向外側摩擦，反覆施行八次，能使血液循環良好，消除黑眼窩。

眼部周圍共有十五處穴道，其中睛明穴（圖31）是最重要的穴道，往昔都用

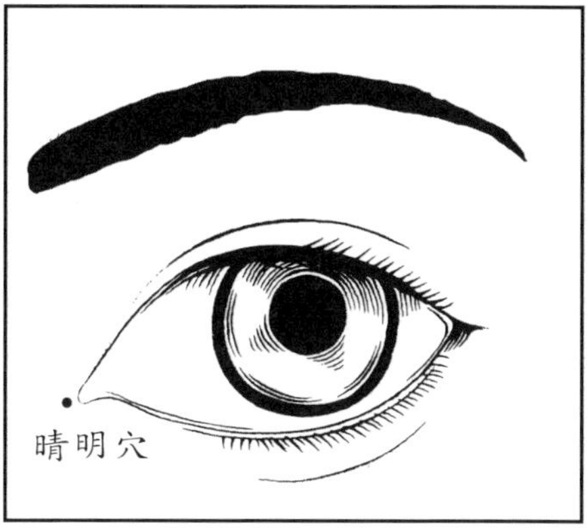

晴明穴

圖31

來治療結膜炎、白內障及防止近視、遠視、亂視。晴明穴在眼部與鼻根間，整夜打麻將的人眼部模糊不清時，可用右手或左手的大拇指與食指抓住鼻根，先往下，然後再往上反覆摩擦，這樣眼部就能清明，消除疲勞。

9. 摩擦百會穴能保持黑髮

頭髮能顯示出人體健康與否？具有光澤黑髮的人，健康狀態良好；反之失去光澤的人，一定是某處出了毛病。一般說來是如此解釋的。

「光澤的頭髮由梳髮得來」，因為梳頭髮能刺激頭部的經穴，以維持健康。頭部有膀胱經、膽經、肝經、三焦經、督脈、陽維脈、陽蹻脈等經絡。而特別重要的穴道為百會、上星、風池等穴。其中百會是體內能量聚集處，為預防疾病最重要的

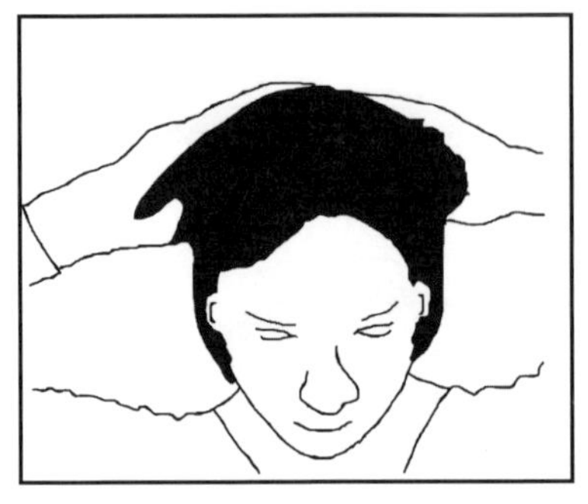

圖33　手掌放於頭上

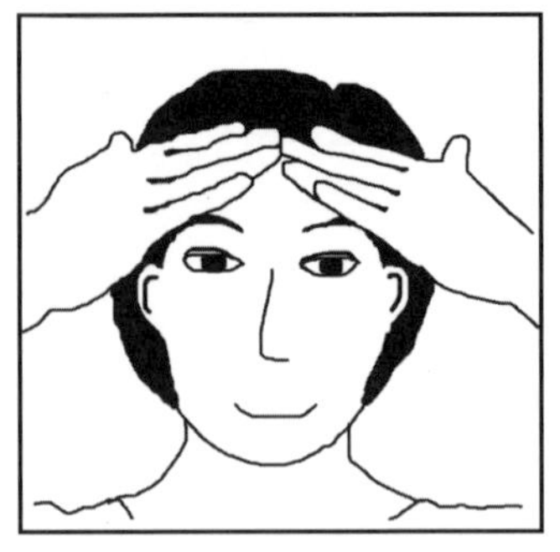

圖32　手放於髮際

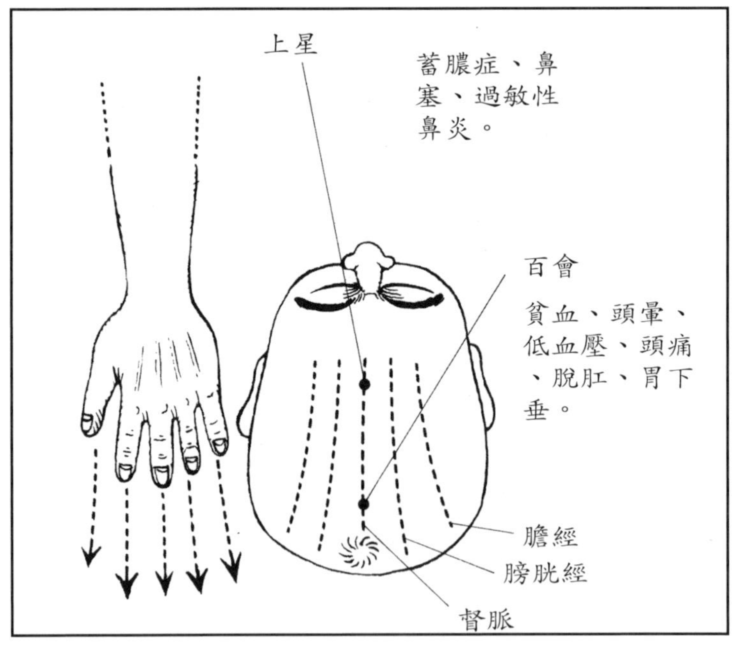

圖34　後頭部摩擦

穴道。

在此介紹比梳頭更有效的後頭部摩擦法。先將手掌張開放於額部髮際（圖32），稍微用力，向上梳頭髮似的摩擦，經後頭部至脖頸子為止（圖33）。然後換手做同樣動作，反覆三十次。此種摩擦法能強化頭皮防止脫髮。

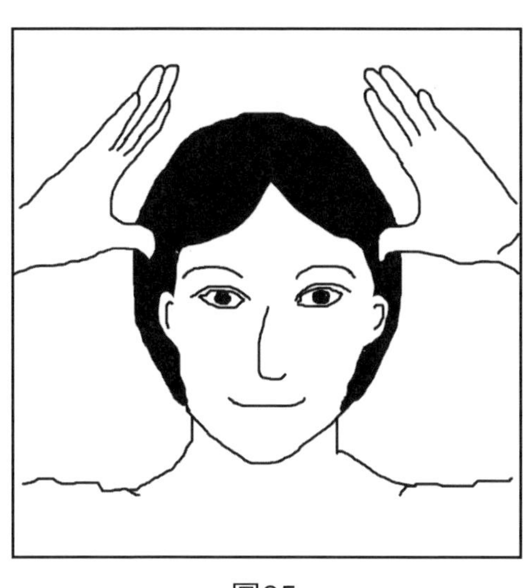

圖35

10. 頭痛可指壓太陽穴

不必吃頭痛藥，用此法可以治療頭痛。頭痛時，用大拇指按於左、右太陽穴，一邊用力指壓，一邊慢慢回轉三十六次（圖35）。

慢性頭痛者，繼續做幾天，一定可以消除痛苦。

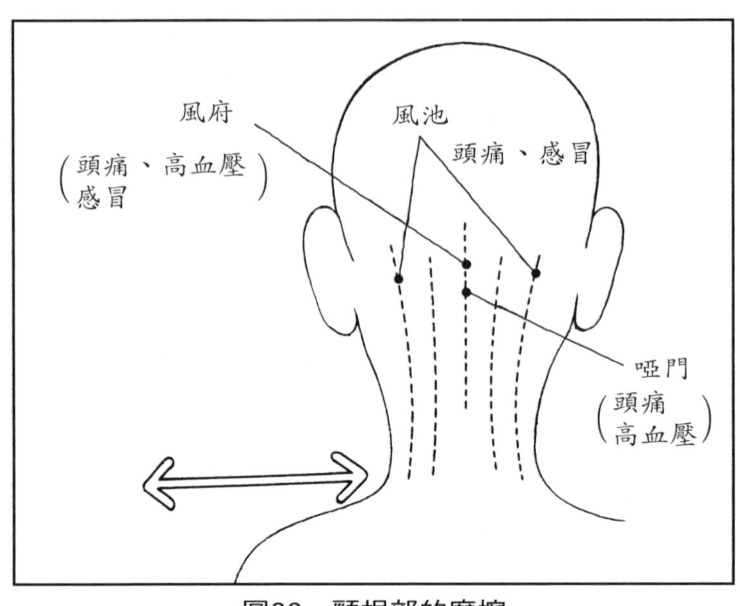

圖36　頸根部的摩擦

11. 對頭痛、歇斯底里症有效的摩擦法

風府與啞門穴均在脖頸中央髮際凹處稍上的穴道，風府穴對頭痛、啞門穴則對歇斯底里症有效（圖36）。

兩手掌按於後頸髮際（圖37），左右同時摩擦（圖38）。容易焦躁不安、頭痛或患高血壓的人可早晚各做三十六次。

此外對肩痠也具效果，每天握筆工作者可試試。如果感到肩痠時，可稍增加次數，一定可以

圖37　兩手掌置於後頸

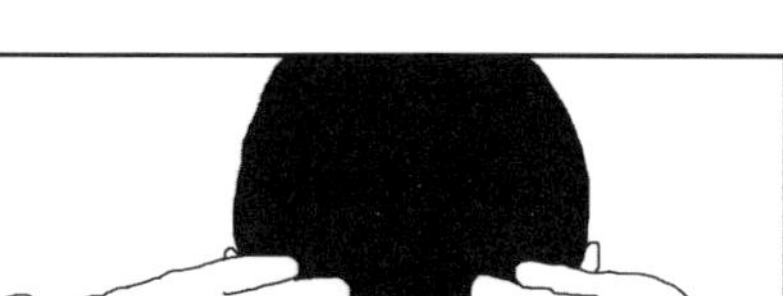

圖38　左右同時摩擦

消除肩痠（肩痠的人可併用肩部摩擦法）。

此摩擦法以柔軟、靜靜地來做為秘訣。因為摩擦所觸及的啞門、風府穴是非常細緻的穴位，若在此急遽地碰搖，會喪失意識，嚴重可能致死。所以要小心輕柔地來做，不要忘了。

12. 在高樓大廈工作者可做耳部摩擦法

耳部摩擦法能保持耳部聽覺靈敏，對聽力衰退者也具有恢復效果。

方法是將食指與中指作成Y字型，置於耳部，像夾住耳朵似的（圖39），上下摩擦耳根三十六次。人的耳部周圍前部有耳門、聽宮、聽會，耳下有翳風，耳後有

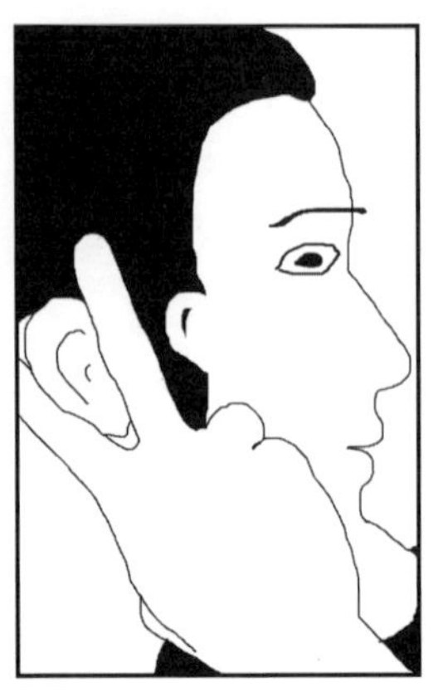

圖39　手指呈Y字型

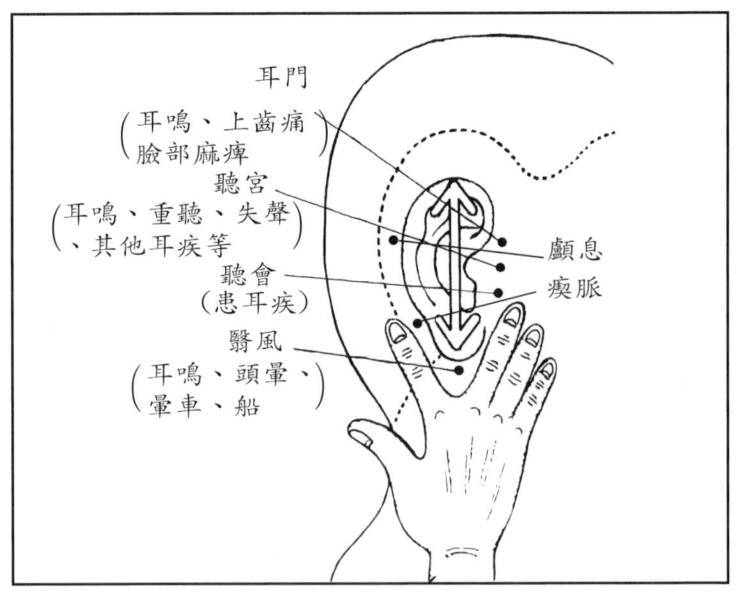

圖40　耳朵摩擦法

瘈脈、顱息穴，此Y字型的耳部摩擦法同時能刺激六個穴道（圖40）。

此耳部摩擦法特別適合在高樓大廈工作的職員、職業婦女。因為每天乘電梯會招致聽覺障礙，在高層大廈工作的人會因氣壓的變化而導致耳部容易老化。

人在高樓大廈乘電梯都會有耳鳴感，此時用Y字型耳部摩擦法就可治好。而且耳邊又有促進內分泌的穴道，所以，此種摩擦法也有恢復年輕效果。

13. 耳部摩擦是全身體操

您知道人體中完全沒有活動的部位，稍微想一想就知道是耳朵。

實際上耳部隱含有一二〇個穴道，對人體來說是非常重要的部位，這些穴道都與所有器官相通的。藉耳部的刺激使體內生出變化，已為多數人所認可。耳部摩擦能改善人體機能的不正常，又具美容效果。

所以，耳部摩擦等於全身運動，也可說是全身美容體操。

先將兩手相互摩擦以暖和手部，引起體內電流。因為用冰冷手指來做效果將減半，且對耳部有壞的影響。所以必需用掌的摩擦開始。

手掌暖和之後，用食指放入耳孔中，稍微回轉摩擦（圖41），做十次之後，再用食指塞入穴中二、三秒，然後拔出手指。這樣持續做三十六次，但是不要太用力塞入，會壓迫鼓膜，所以稍微加點力，即可預防耳炎及耳部炎症效果。

其次將大拇指放於耳朵後側上部，用其他四隻手指，摩擦耳部（圖42）。與其說是摩擦不如說是輕輕擦揉！大拇指的位置由上漸漸往下，全部要摩擦到，不可漏掉。

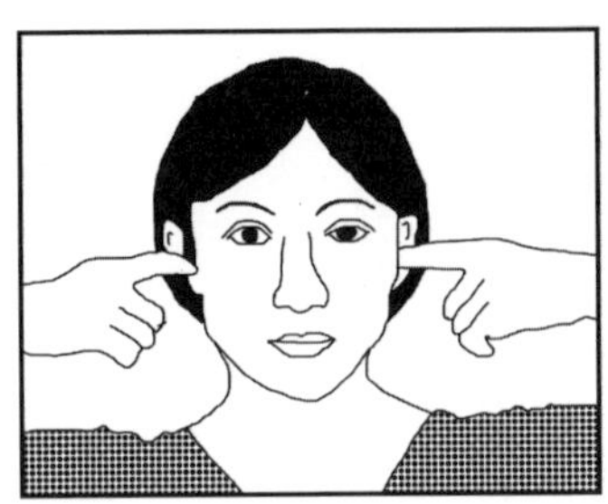

圖41　食指入耳孔摩擦

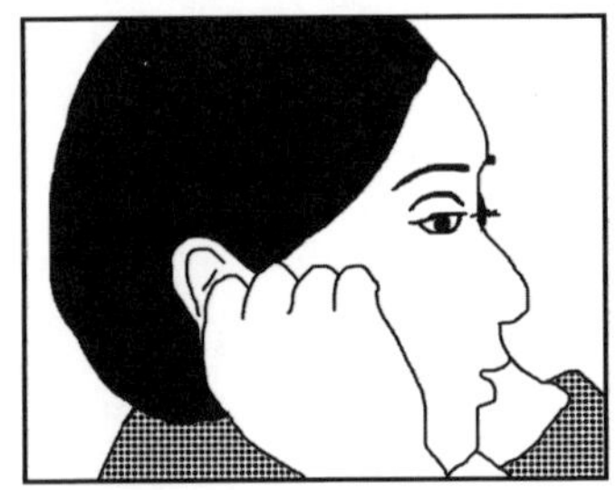

圖42　摩擦全耳部

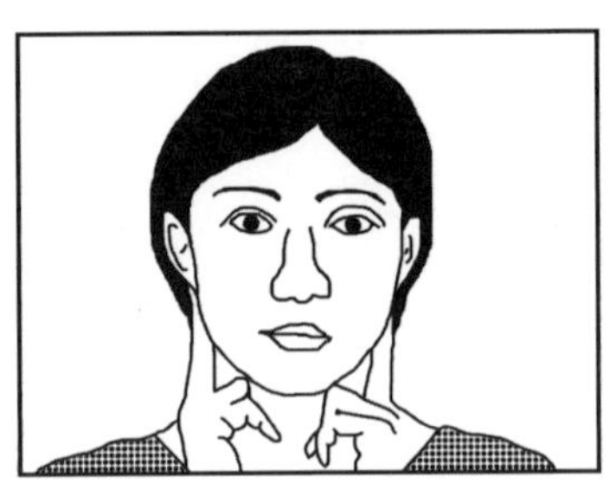

圖43　耳向前折曲摩擦

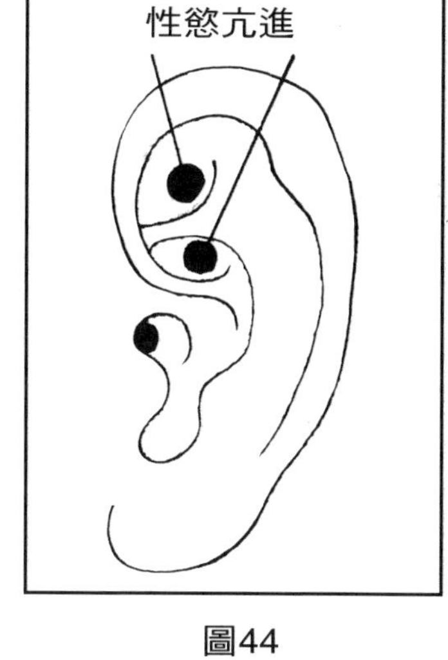

圖44

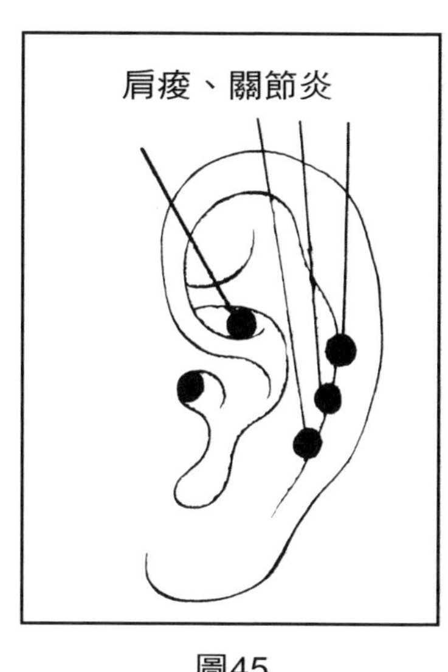

圖45

此時可按圖44～46所示，對自己想治療部位的穴道特別多加以摩擦。例如腸部不好的人，可摩擦耳穴周圍，唇部粗裂者，可摩擦耳垂。

再用手掌將耳朵從後往前折屈（圖43），將耳部揉轉三十六次，最後用手掌壓塞住耳孔。在後頭部按上五指，中指上搭上食指，再出聲響使傳至耳朵。

此具防止老化效果，同時對耳鳴或其他耳疾患有效，耳部按摩約做三分鐘，每日早晚各做二次。

雖不能立刻見效，但經長時間之後就有很大效果，此為每日摩擦漸漸

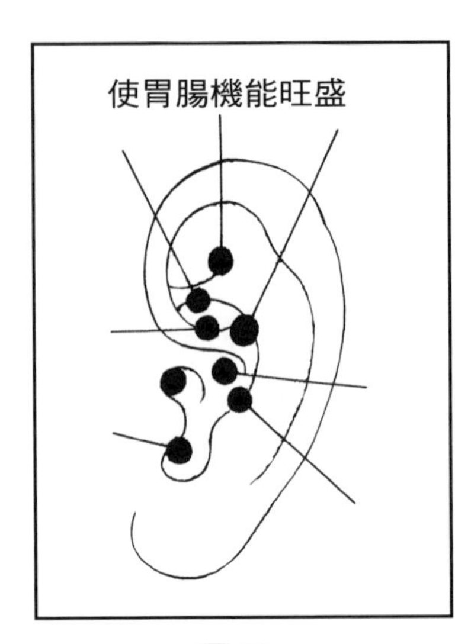

圖46

刺激穴道，使死寂的穴道開始活躍，不久僅耳部的摩擦就可使身體暖和，與人體摩擦具同樣效果。

人體與宇宙一樣尚有許多神秘未解之處，首先摩擦自己的耳部，由內部保持健康，以觀察自己漸漸改善的身體。不久就能揭開神秘之謎，希望讀者能了解人體即大宇宙的道家思想。

14. 肩部摩擦對五十肩最有效

手掌按住正確穴位，像包住肩部似地摩擦（圖47），可治各種症狀。

肩部有幾處穴道，肩井穴的摩擦對肩痠、五十肩最有效；肩外俞穴的摩擦則對氣喘、咳嗽有效；風門穴的摩擦對肺疾，支氣管炎有效，又能使臉色皮膚變白，防止肌膚乾燥，滋潤肌膚，預防感冒等（圖48）。

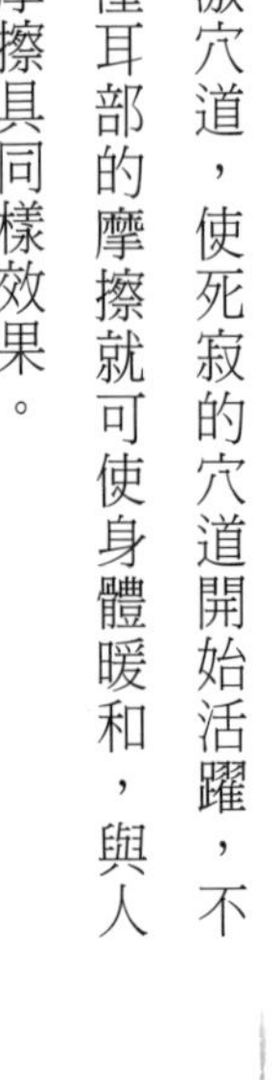

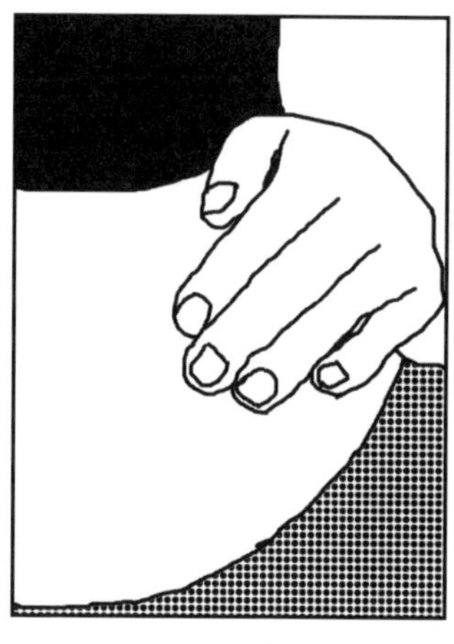

圖47

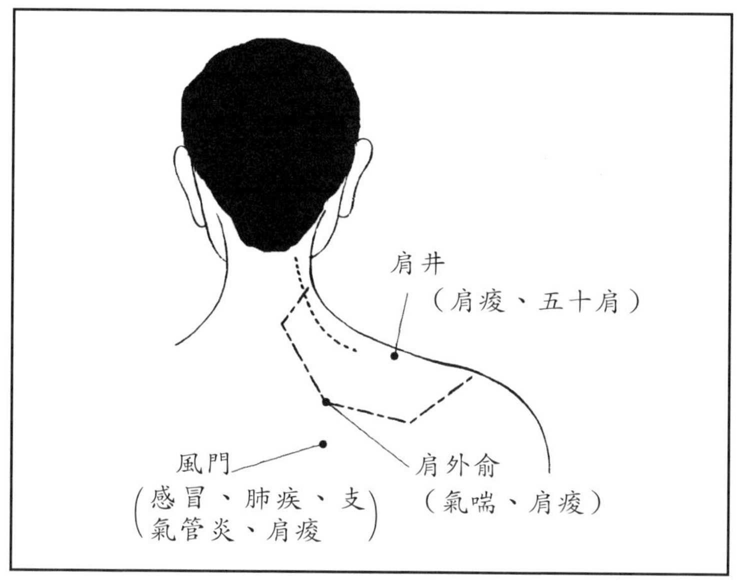

圖48 肩部摩擦法

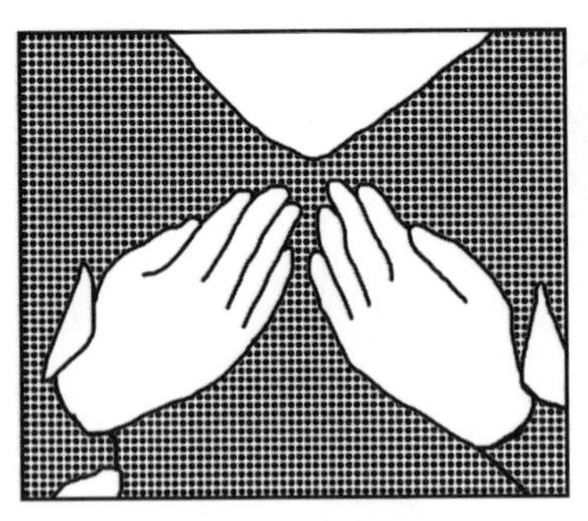
圖50　成圓形由內向外摩擦

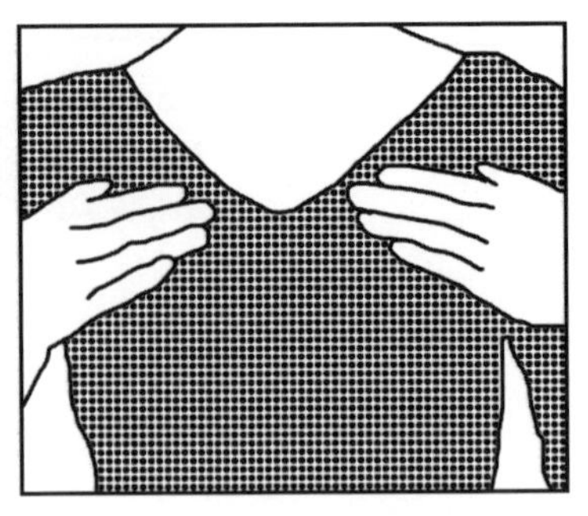
圖49　兩手放於胸部

15. 使胸部漂亮的摩擦法

使女性胸部常保持美麗形態的摩擦法，男性讀者一定要將此法傳授給女朋友。

方法為左手放於左乳房上，右手掌放於右乳房上（圖49），成圓形狀由內側向外側慢慢地像包住乳房周圍似地摩擦（圖50）。向外回轉作三十六次後，再做向內回轉三十六次。

最好觸肌不穿衣服來做，沐浴時塗上化粧水來施行摩擦較好，亦能按摩到肌膚。

孕婦在生產前做此摩擦，可以使出乳容易。

16. 治療便秘、強化腸部的摩擦法

手腕有鍛鍊五臟六腑的穴道。特別是外側與腸

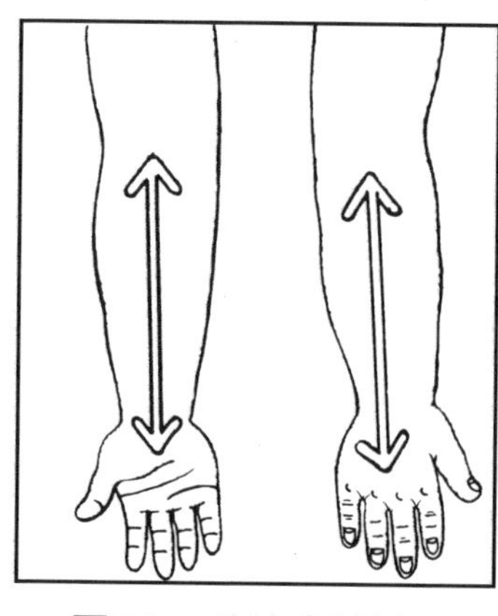
圖51 手腕摩擦法

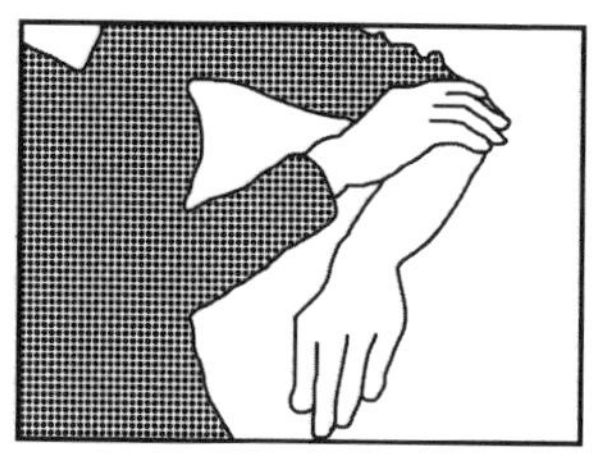
圖52

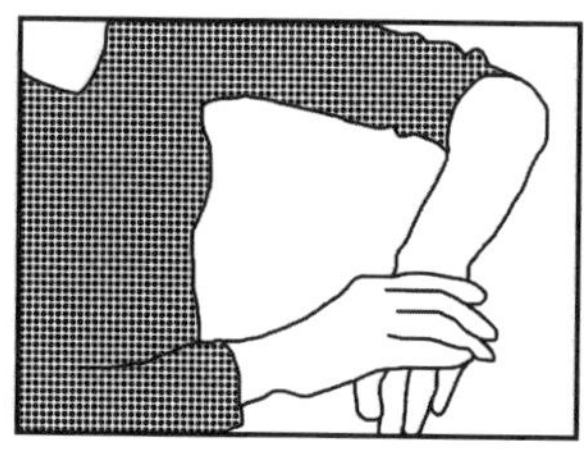
圖53

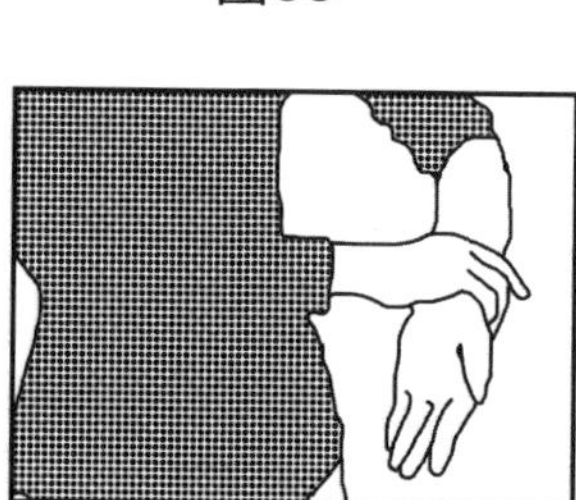
圖54

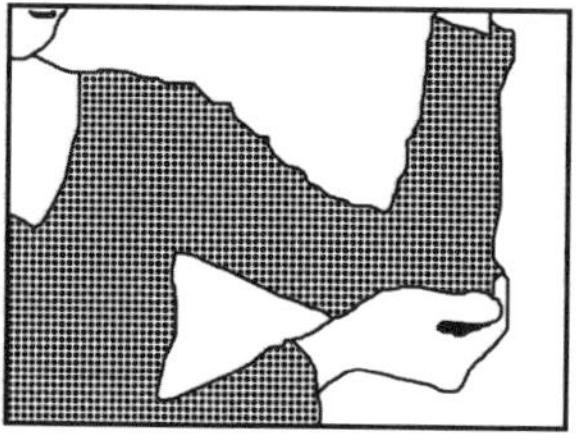
圖55

有關的穴道，便秘時可拼命地摩擦手腕。

內側有改善痔或氣喘體質、消除疲勞等功能。

其摩擦法是：

①由手肘向手掌處摩擦（圖52）。

②手掌背也要認真摩擦（圖53）。

③抓住手頸內外回轉摩擦（圖54）。

④包住手肘似地回轉摩擦（圖55）。

17. 齒痛應急法按揉合谷穴

手大拇指與食指閉合時有一鼓起處，此鼓起處的中央即是合谷穴。合谷為止頭痛、齒痛的穴道，在中醫拔牙時均在此針灸以麻醉，故為止痛穴。

頭痛、齒痛時揉合谷穴可緩和疼痛。右手拇指用力於左手的合谷穴按揉（圖56），然後換左手來做，劇烈疼痛不久就可消除。

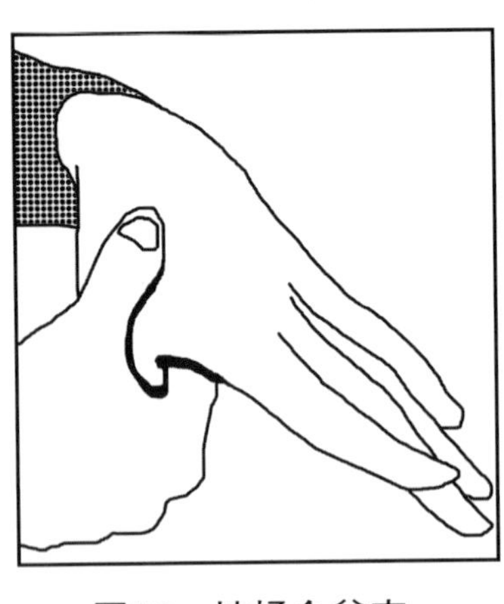

圖56　按揉合谷穴

合谷又相關頭部全部的穴道，若繼續按揉會使臉色光潤，消除青春痘等。

對臉部麻痺、眼疾、鼻炎、扁桃腺等及所有頭部疼痛都能發揮良好效果。一天做二、三次，表情就會生動，實在不可思議。

患慢性頭痛者，感到疲勞時按揉合谷穴看看，不知不覺中頭痛就好了。

18. 五根手指可檢查內臟疾病

內臟是否健康可用手指檢查法。用手指抓住另一手的手指甲根部分，強力地加壓力、回轉。由小指開始一根根地抓住試看看，有無特別疼痛的指頭（圖57）。實際上在人的五指指尖有穴道，各與內臟有密切關係，若有特別感到疼痛的手指，其穴道即顯示內臟某部分有毛病。

小指疼痛的人心臟或小腸有毛病。小指尖近無名指側有少衝穴，在反側有少澤穴，少衝穴與心臟有密切關係，心臟病發作時可強力指壓小指尖，能緩和發作，減輕痛苦。少澤穴為小腸穴，腸部不好時可強力指壓此穴。

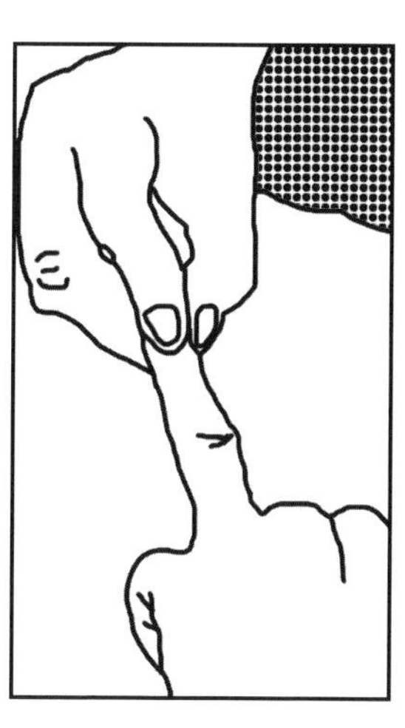

圖57　抓住手指甲

無名指痛的人是被喉痛、頭痛所困惱的人。在無名指有三焦經的關衝穴。感冒、發熱時揉此處，中指有中衝穴為包圍心臟心包經的穴道，夏天太熱，心臟受不了時會有疼痛感。

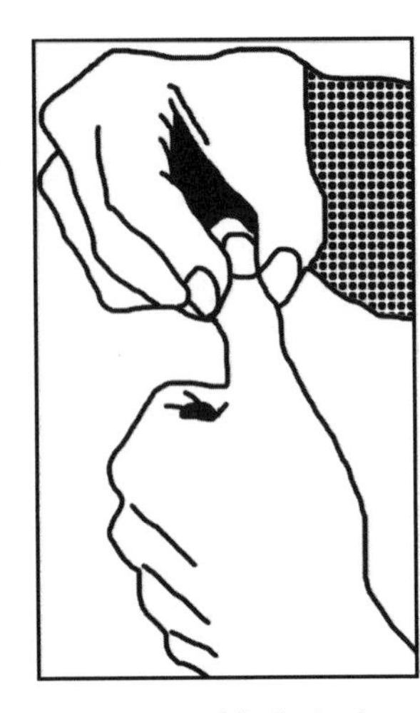

圖58　按少商穴

食指有大腸經的商陽穴。便秘的人按此指尖會痛，一定大腸有毛病。大拇指的穴道稱為少商穴，肺部有疾患時按此處會劇痛（圖58）。做看看如何？若感到手指疼痛，那一定是指此穴所示的內臟某處有毛病。此時可要忍住揉擦疼痛的手指以求早日復原。

不僅兩手要檢查，兩腳的腳趾也以同樣要領每日檢查。指尖指壓若養成習慣後，能使血液循環良好，強化內臟，特別是能強化心臟。

19. 遽然嘔吐摩擦心窩

暈車想吐，或因緊張而突然感到不舒服，或飲酒過度而嘔吐時，一般人會按住患者的背摩擦，但這並沒有什麼效果，只是加以安慰患者而已。

抑住嘔吐的穴道恰在背部的反側，即身體前面心窩至腹部處，稱為上脘、中脘、下脘的穴。身體感到不舒服時，可用指尖按住心窩加以用力摩擦，經二～三分鐘後一定可抑住嘔吐。如果嘔吐之後再摩擦心窩也能除去胃疼痛，或不舒服感。宴會飲酒過度，旅行中暈車、暈船，都可用此法，方便又有功效。

20. 摩擦腹部能緩和胃痛、腹痛

內臟為健康之源，若能強化內臟，其機能就能充分發揮，方法簡單的腹部摩擦法，用手畫圓似地摩擦腹部，即能達到此效果。

首先將右手置於右胸下，由此至下腹、左腹返回原位摩擦，就像時針的反方向回轉。其次用

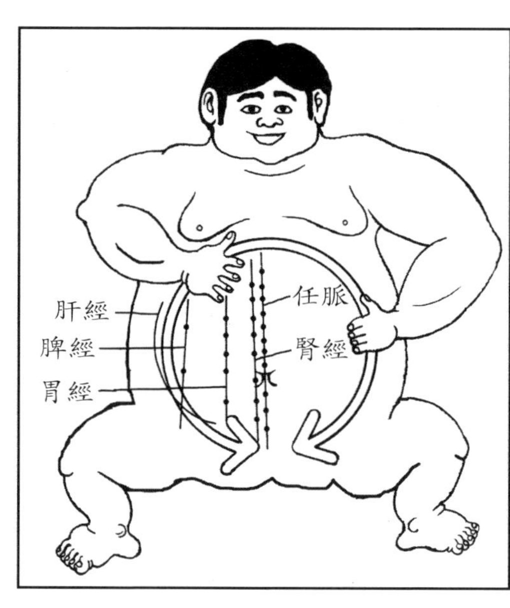

圖59 腹部摩擦法

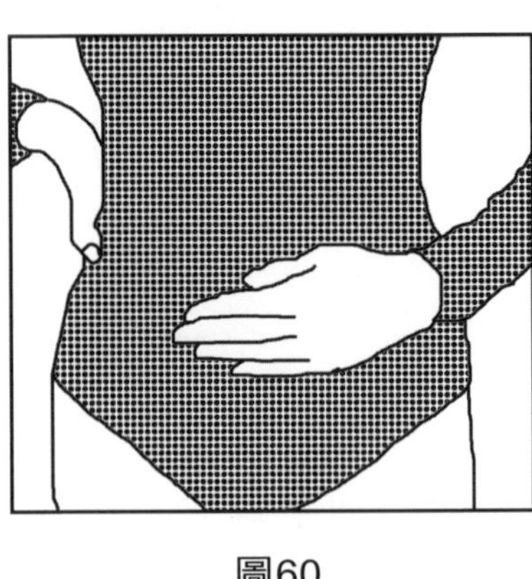

圖60

左手，同樣從左胸下開始畫圓。用右手、左手交互使用，合計三十六次（圖59）。胃腸稍微用力提升，習慣後可快速地做。

以肚臍為中心，將內臟提升似的摩擦，能消除消化器官的疲勞及強化消化器官，預防疾病（圖60）。繼續做下去，胃腸變好，也就不會發生胃痛、腹痛。若是疼痛時做此腹部摩擦法就能緩和疼痛，因焦躁不安而引起胃痛的人或胃弱的人應每月做此腹部摩擦法。

此外，因久病治好後體力卻難求恢復的人，大部分是內臟衰弱，做此摩擦法一定有助益。

21. 促進性荷爾蒙的腿根摩擦法

容易倦怠的中年夫婦，可施行不分男、女，均能促進其內分泌，使性荷爾蒙旺

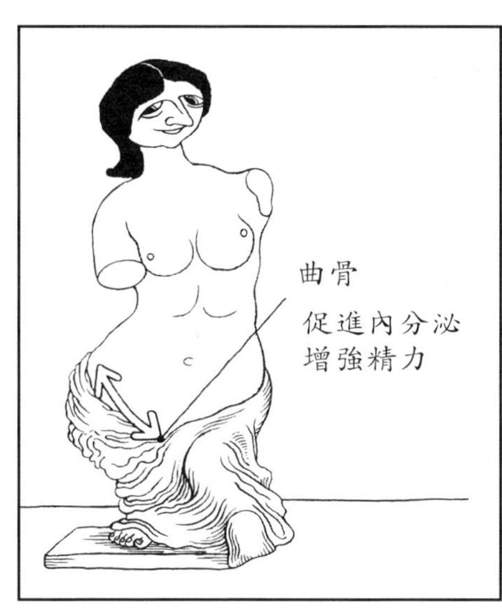

圖63 腿根摩擦法

圖61

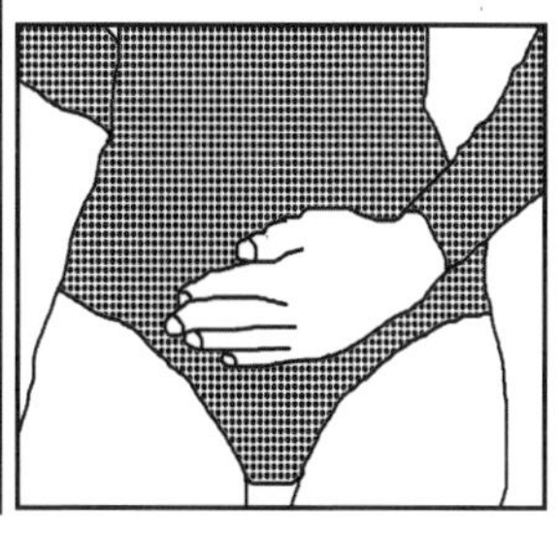
圖62

盛的腿根摩擦法。

施行的方式男性、女性稍有差異。女性是兩手各放於腿根內側（圖61），斜斜地摩擦三十六次，其次在肚臍下左、右摩擦三十六次（圖62）。男性摩擦時不要礙到陰莖，用一隻手摩擦，與女性一樣放於腿根上下做三十六次摩擦再換手做，最後由下而上提升陰莖，摩擦腹部三十六次。

腿根的摩擦能促進性荷爾蒙分泌旺盛，併用腰部摩擦法（參考一七六頁）強精效果更高。

22. 摩擦會陰穴能點燃熱情之火

此法適合精力減退，性生活呆板的人。效果迅速，今晚即可一試。

此摩擦法適合二人互相來做。用中指輕輕地按住對方肛門與性器之間的會陰穴，旋轉摩擦。

冰冷的手指會得反效果，所以，開始施行之前先摩擦兩掌三十次，使手溫暖之後再開始。輕柔地做為要點，摩擦一百次時，體內變熱。

摩擦會陰穴，能促進內分泌，治性冷感的，此為中國男女交合的秘術。

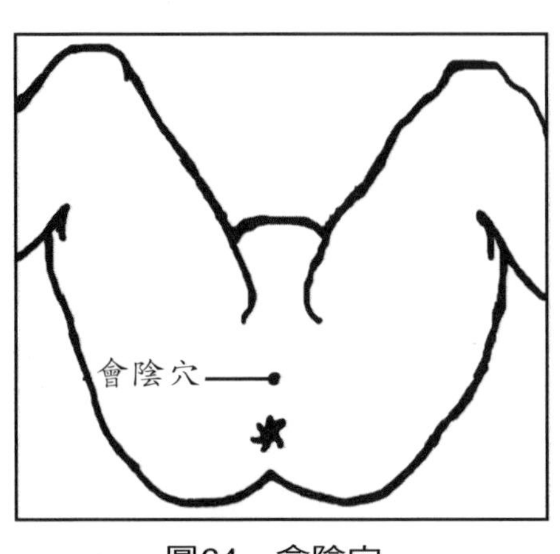

圖64　會陰穴

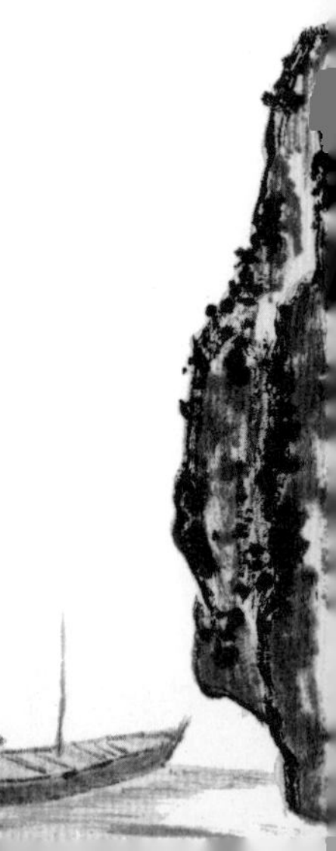

23. 使女性性感帶高昂的大腿內側摩擦法

大腿內側是性感帶之一，因為大腿內側有媚穴（與性有關的穴道），摩擦大腿內側，能促進內分泌，使女性性感高昂，此為男女交合術的另一花招。

女方仰躺著，輕鬆地張開雙腿，男方屈膝坐於其足之間。男性將兩手放於女性腿根，挺腰，以體重壓迫之，約十秒鐘保持此姿勢。然後突然離開，用大拇指溫柔地撫摸女性軟綿綿的大腿內側，從大腿根至膝的內側為止。

此種摩擦法能使女性全身起性感作用。敏感的女性經手指一撫摸，全身就像通電流一樣砰然而動。

當然女性也可替男性服務，此法能刺激腿根的經外奇穴（最近發現的經脈穴道），促進內分泌，摩擦效果與其他摩擦法比較效果迅速，強精效果最高。一週可做一次或十天一次即可，但不可縱慾過度。

24. 渴望孩子可做下腹部摩擦法

希望有小孩，但太太卻流產了，聽了此話實在令人遺憾。從現代女性的日常生活來看，穿高跟鞋、吹冷氣、吃低卡路里的食物，虧待子宮，這樣一來演變成流產是當然了。

結婚後的女性應多注意子宮，可做下腹部摩擦法——一隻手按於肚臍下子宮之上，另一隻手按於腰部。一邊加壓力於腰，一邊於下腹部作橫的摩擦三十六次。不孕的女性就算被騙也做看看吧！月經不順、月經疼痛的女性也推薦此法。

25. 對關節、風濕症有效的膝部摩擦法

人的老化現象由腳開始，其中變化最快的是膝蓋，變形性膝關節症等。它是膝關節的軟骨減少而引起的症狀，一上了年紀，膝部疼痛，下蹲困難，行動不便，即是此症。

平時若能做預防膝蓋老化的摩擦法就無老後之憂，摩擦方法是坐在椅子上，手

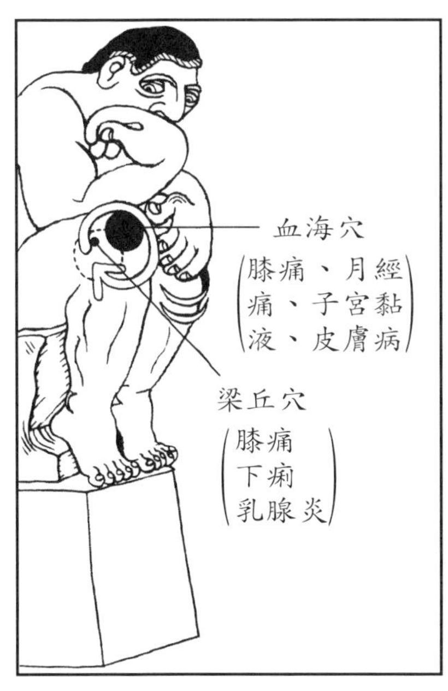

血海穴
（膝痛、月經痛、子宮黏液、皮膚病）
梁丘穴
（膝痛下痢乳腺炎）
圖67　膝蓋摩擦法

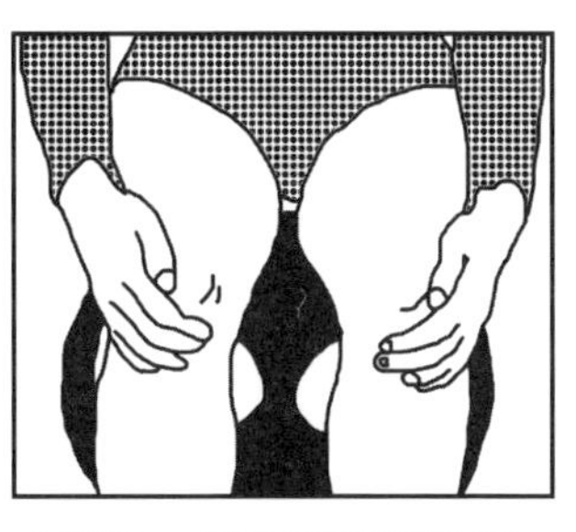
圖65　膝蓋回轉摩擦

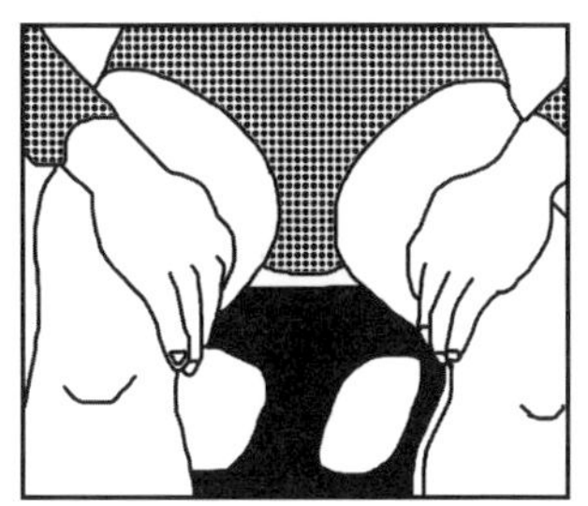
圖66　膝蓋內側也同樣地摩擦

像要包住膝蓋似的，回轉地摩擦（圖65），膝蓋內側也同樣做此摩擦（圖66）。

上班時在車上或在公司都可利用時間來做，洗澡時光著身子做效果更好，將兩膝蓋摩擦熱為止，動作要迅速。

此種摩擦除能矯正O型腳或輕症X型腳外，又能促進膝關節的新陳代謝，對症狀較輕的風濕關節炎有極佳效果。最近突然感到腳弱的人，可用兩手互相摩擦三十六次使生出體電流，然後用此溫暖的手立刻來摩擦膝蓋。

26. 腰部摩擦能預防腰痛

伏案辦公因腰痛而抱怨的人日漸增多。整日坐在桌邊工作，使腰的負擔過劇，所以會腰痛是自然現象。此外，運動不足的人突然打高爾夫球而扭到腰，或搬重物扭到腰的人也不少。

預防腰痛的方法是做腰部摩擦，使腰部溫暖，做時要柔軟地做，這樣就無扭腰的疑慮了。腰是負擔人體之處，做輕微的運動及摩擦法常保持腰的柔軟，全身就會爽快，一天的疲勞也因此減少了一半。

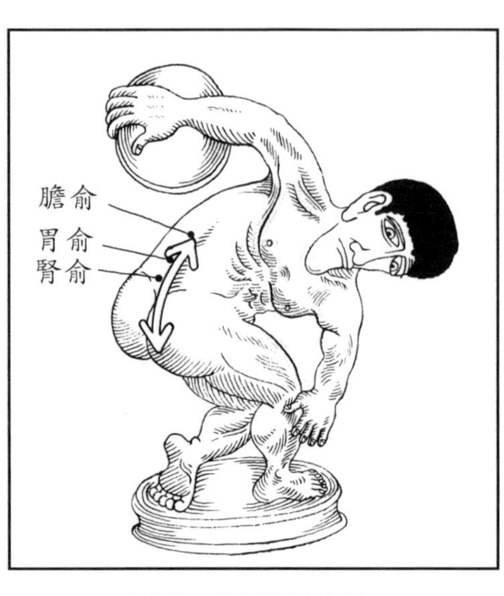

圖68　腰臀摩擦法

方法是手掌按在腰部（儘量較高

圖69

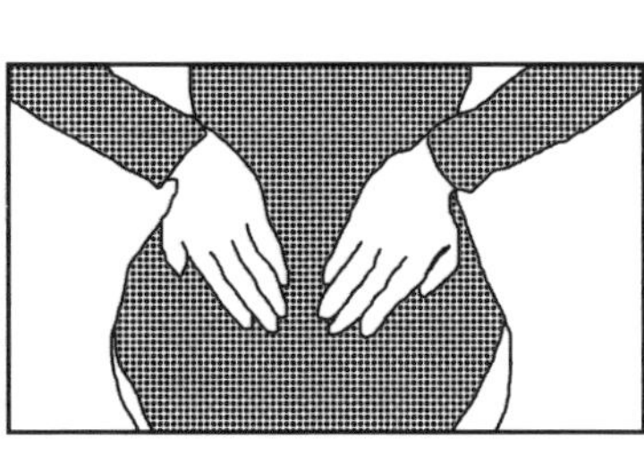
圖70

位置，圖69），用力地由上而下摩擦（圖70），此種摩擦能刺激對腰痛有效的穴道—命門（督脈）、腎俞（膀胱經）、志室（膀胱經），使腰部輕爽。

此種摩擦法對早洩、陽痿亦有效。因為能刺激命門、腎俞、志室等穴，又能刺激到對女性性器的疾病，特別是赤帶、白帶有效的奇經帶脈及對腎臟病有效的京門穴（膽經）。

27. 腳脛摩擦可保持年輕

雖說老化從腳部開始，但若能鍛鍊腳部，即能防止老化。古來即知刺激足三里穴（膝蓋下外側的凹處）有強化腳部功效。

不僅足三里穴，在腳脛外側部分均具有保持年輕功效的重要穴道並排著，又

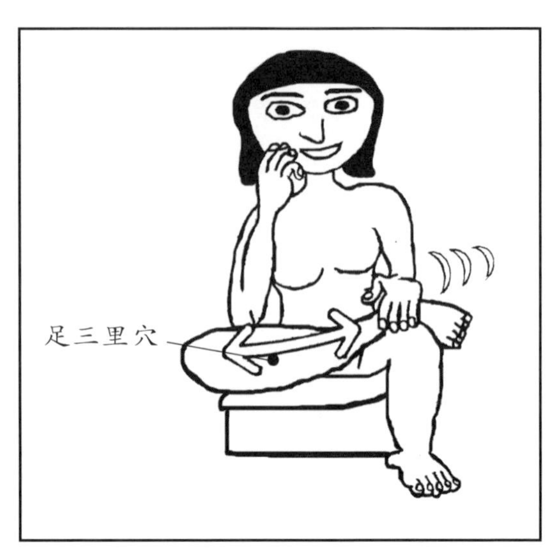

圖71　腳脛摩擦法

含有促進內分泌的穴道，在此摩擦可增強性慾。也有對性冷感人具有效果的穴道，在公司工作告一段落後，可利用中午時間或其他時間做看看，坐在椅子上即可試一試。

方法是用一腳的腳後跟，上下摩擦另一腳脛的外側（從足三里穴至足踝，圖72），用腳的內側摩擦腳脛內側（圖73），兩腳互相摩擦（圖74），共做三十六次。然後換腳做。用手摩擦腳脛雖然也可以，但腳與腳的摩擦同時刺激脛部的穴道更合適，然後可用足部內側上下摩擦腳脛內側，藉以刺激足部內側湧泉穴（參照一八二頁）效果更高。

腳脛外側的上部有胃的穴道，內側下部有與腎臟有關的穴道，沒有食慾的人或胃部不好的人可作此摩擦。

特別是沒有食慾時可立刻做看看，效果迅速；美食當前吃不下時，可用手摩擦腳脛外側，效果良好，食慾湧出。此種腳脛摩擦不僅能保持青春，促進內分泌對胃、腎臟有益，是維持健康不可缺少的摩擦法。

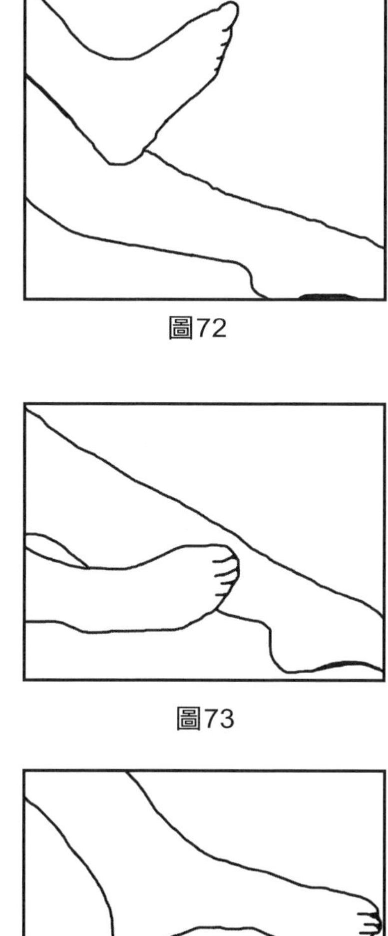

圖72

圖73

圖74

28. 腳頸摩擦能使精氣充足

早上上班所穿的鞋子，到下班時腳脹痛難以步行，實在令人困惱，用手指用力指壓腳頸時，清楚地留有指跡時就是腳腫大症了。

除去腳腫的穴道在內足踝與腳後之間，稍微凹下部分五公分有復溜穴。在此穴道用手掌或大拇指摩擦三十六次（圖75），左右兩足反覆做二遍。

腳腫時可能腎臟有病，腎臟疾患對性機能也有不良影響，此相互關係非常深，所以，腳頸摩擦不僅可以消除腳腫，又能使性機能煥發。性冷感或患冷症者均很適合來做。

性急的人，可做此回春效果極高的摩擦，再併用腰部摩擦法（參照一七六頁）效果更好。

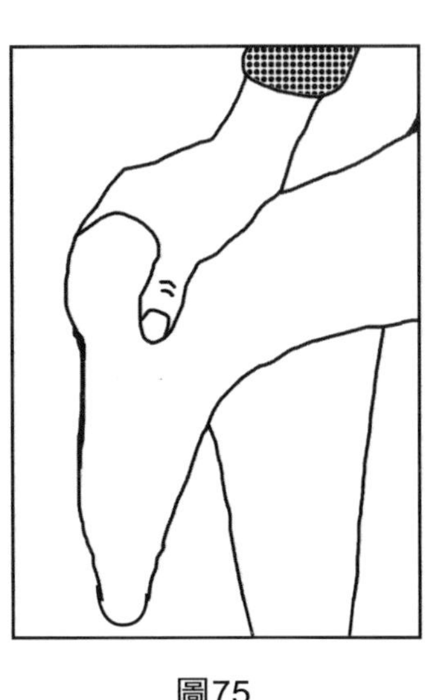

圖75

29. 宿醉時可做腳背摩擦

腳背有太衝穴，對解除宿醉能發揮效果。位置在大拇指連結腳頸中央處。

方法是站著，用一隻腳後跟踏另一隻腳背的中腹（圖76），這樣交互做。宿醉的早晨會頭疼，做此腳背摩擦三分鐘頭腦就清爽。

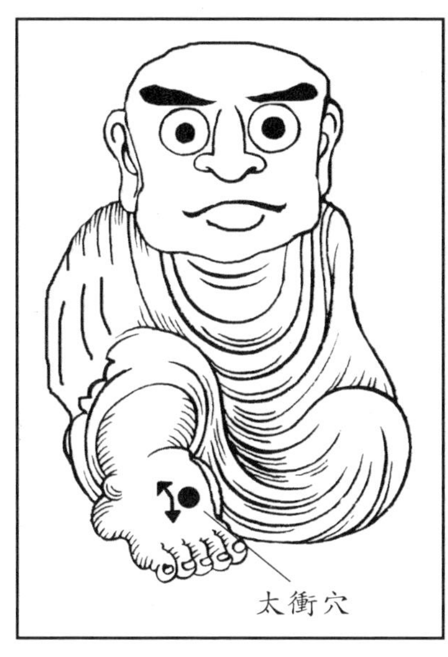

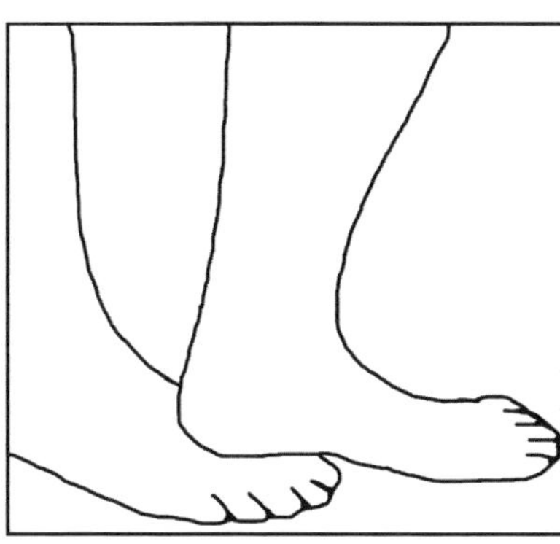

圖76　摩擦腳背太衝穴

30. 摩擦湧泉穴能解除失眠症

擔心的事情，工作上的事情充滿腦中，怎麼也睡不著覺——此時可做湧泉穴摩擦法。

失眠症是因能量充滿腦中，而腳方面卻少有能量狀態，所以，失眠之夜，必須使能量流至腳部，使身體平衡。但如何使能量迴流至腳呢？此時摩擦腳內側的湧泉穴擦即可。

用手摩擦腳內側也可以（圖77），或是用兩腳互相摩擦，同時刺激湧泉穴更佳。可做三十六次，不久心情平靜，可安然入眠。湧泉穴在腳內側斜走的腎經的末端，用針灸治療羊癲瘋、歇斯底里症時也常用此穴治療。

用手摩擦腳內側時，增加腎經的摩擦更好，腎經為腎系統及生殖器系統的經穴，藉腎經的摩擦能使這些系統機能旺盛，實在是一舉兩得。此處又是對治療冷感症有效的穴道，冬天腳特別冷睡不著時，可用手摩擦腎經、湧泉穴。

前述的腳脛摩擦法若與此併用，對失眠症治療效果更好。失眠症解除的早晨起之前，可再做此摩擦法，則清醒得快，開始過爽快的一天。

另外，湧泉穴也可作簡單的健康檢查。將香菸點燃，靠近湧泉穴五毫米處看看，正常的人在十秒至三十秒間會有熱的感覺。

若是感到熱的時間要花很久或左、右腳熱的感覺時間不一樣，可能是交感神經不平衡，內臟疲勞，或是某處有毛病，要注意。一天可做一次此種健康檢查法。

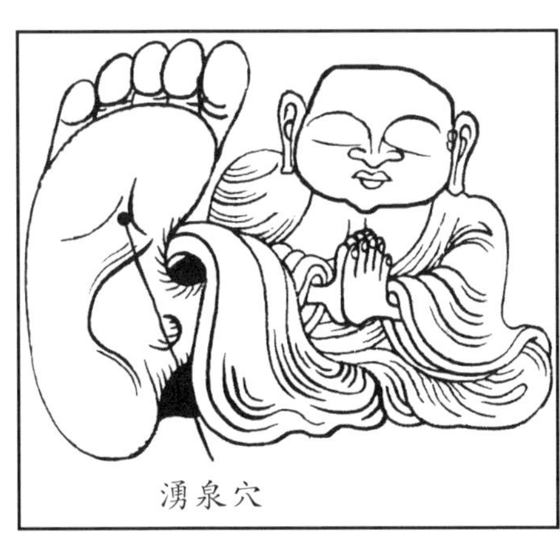

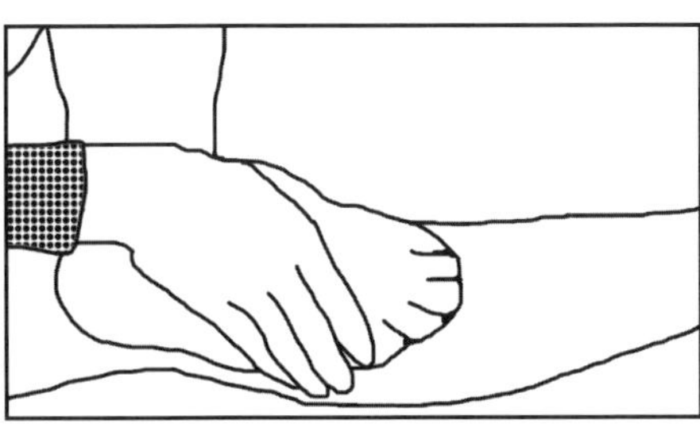

圖77 摩擦湧泉穴

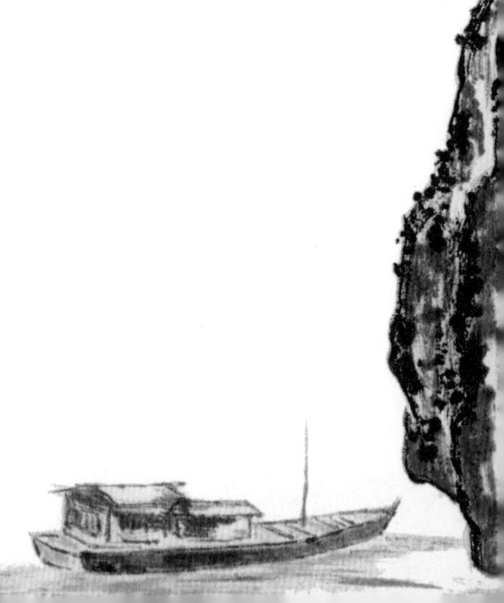

第六章 保持年輕漂亮的古傳秘法

1. 芝麻與何首烏能解決少年白髮困惱

芝麻有增強體力的效果自古已為人知，為素食料理所不可或缺食品。在此介紹芝麻與何首烏藥草能治療少年白髮的秘訣，最近年輕人中有不少白髮者。

到中藥店買「何首烏」（別名「夜交籐」，莖像籐似地柔軟，夜裏二根莖交在一起，白天則離開，故名之）二百公克，將何首烏根部所附的髒物、石子洗去，蒸二次，蒸完之後薄切即可。

然後加上二五〇公克炒好的芝麻，放入鍋內加上蜂蜜，用小火煮至稀爛。這樣一個月份白髮藥就作成了（放入清潔的瓶中，置於冰箱保存，較保長久）。

每日早晚飲兩湯匙，快的話經兩個月頭髮就有變化，過四個月白髮不見，變成黑髮了。此藥不僅適合白髮者，黑髮的人食之更具光澤。不僅能治白髮，芝麻與何首烏即以長壽不老的食物療法而有名。

日本的裙帶菜、洋栖菜等海草類，的確具有美髮效果，若能合併食用效果更高。何首烏肥大的藥效較強，故儘量選購肥大的。此外，石榴、龍眼也是具有美髮作用的食物。

若是患有白髮的人或是家中有白髮遺傳者，可買何首烏和芝麻試試。人的頭髮與其由外部給與營養，不如吃食物由內部營養來改變，效果倍增。市面上有賣「何首烏汁」「何首烏酒」對患白髮的人是更便利了。

2. 慈姑能除去腹部贅肉及體內脂肪

介意腹部脂肪過多的人，在此推薦慈姑食物。自古以來即以此作為「減肥食物」而為人所愛用，不僅能去除體內的脂肪，而且常與其他料理一起使用，特別是脂肪多的肉料理。慈姑與肉一起煮能使肉變柔軟，因此，肥胖的擔心即可減半。

慈姑亦稱借姑、水萍、白地栗。李時珍說：「一根生十二子，如慈姑的許多乳子，因此得名。慈姑味甘，微寒，無毒。」具有分解肉的脂肪作用，而且作為中藥來治療淋巴腺，頗具效果。

慈姑與肉一起煮時，有筋的肉也會變柔軟，可加以利用。脂肪在體內蓄積時，會患死亡率較高的成人病，如高血壓、心肌梗塞。喜歡肉和油性食物的男性，可與慈姑一起食用，就可預防上述疾病。

3. 想苗條美麗的人可食香菇

為何香菇是美容秘密武器，因其具有強力的解毒作用，能促進內分泌，又具有安定精神功效。而且吃太多也不會肥胖，因此，香菇能創造青春的素肌。太太、小姐們以及那些腹部稍微凸出的人，請多加食用。

在鍋內放入純植物油及洗好香菇，小火地炸。可依自己的喜好加上鹽、胡椒等調味料或沾檸檬汁食用，入口滑溜溜通過喉嚨，風味絕佳，一盤香菇一下子就一掃而空。

4. 蒟蒻是無卡路里食品

昔日常言「蒟蒻能掃除身體，流去砂」，近年來又以無卡路里食品而受人歡迎，在此推薦給肥胖者食用。市售的蒟蒻（也稱鬼芋）味道差，可請自己的太太來做——蒟蒻加上胡桃、芝麻、杏仁或使身體暖和的辣椒較好吃。

只是為了減肥常吃蒟蒻會營養不足，腳腫大，特別要注意。減肥也是需要注意攝取營養的。製作蒟蒻時為了使它硬固而使用石灰，所以不能過食。一週一、二次即可，每天吃蒟蒻口會腫大必須控制食量。

5. 想變瘦可吃雞肝料理

雞肝香脆可口，為低卡路里營養價值高的食物。對胃弱的人、想變瘦的人、貧血的人最合適。自古以來雞肝即為高級料理，冷盤雞肝特別受人喜愛。在此介紹幾種好吃作法：

先去掉雞肝內的砂再用鹽擦揉洗。大塊薄切，放入沸水中氽燙，然後加冷水去除水氣，加上醋、砂糖、麻油、醬油等佐料及細切的蔥一起食用，此為預防夏天懶倦的最佳食品，配合冰啤酒不錯。

將松子的球狀刺入雞肝，用油炒，形成球狀物是高級珍貴料理。

另外一種料理是去除砂後，將雞肝切成小四方塊，加入砂糖、酒、醬油、水及除去臭味的花椒、八角五、六粒用小火煮，把湯煮乾為止。小孩也喜歡吃，一上桌不一會兒即盤子空空。

將雞肝內的穢物、砂除去的袋狀曬乾物稱為「雞內金」的中藥，治消化不良、食慾不振、胃病有效。

雞肝對身體、美容都好，是夏天必吃佳品。

6. 芡實能減肥又能強精

《本草綱目》說：「芡莖三月生葉貼在水面上，比荷葉大，有皺紋如縠，葉面呈青色，背面則呈紫色，莖、葉都有刺。莖長達一丈餘，中間也有孔絲，嫩時剝皮可食，五、六月開紫花，花開時面向陽光結苞，苞上有青刺。花在苞頂，也如雞喙。剝開後有軟肉裹子。殼內有白米，形狀如魚目。七、八月成熟可收穫備食。」

芡實為植物芡的果實。常被作為中藥及料理用，為中國特殊食物。能促進胰臟、腎臟機能，具強壯作用，治痛風極有效，能緩和腰、膝等關節痛，又能止渴、止遺精夢洩及慢性下痢。持續吃能明目，且使聽覺靈敏。又能治腳氣病及冷感症，幾乎可說是萬能藥。

在《本草從新》除記載上述功效外，又記載有「解暑熱酒毒」之效，「七、八月熱天時能除去體熱，及日照之熱，又能去酒毒」。

芡實為中國地方幾乎到處可見的植物，果肉呈白色且甜美，味道溫和，很受人歡迎。成分有膠質的蛋白質、碳水化合物、維他命、鐵質、灰分及富含人體容易不足的各種營養分，對各種疾病有效。

用芡實與山藥、梅子、蓮花蕊、龍眼肉的粉末一起煮成濃湯來喝，對強健胰臟具極佳效果，胰臟衰弱，所吃食物的營養就不能吸收，是造成疾病的原因。

中醫對難以治療的臟器都藉平日所吃食物或漢方來強化、預防。

7. 減肥的中藥有副作用

最近掀起了中藥熱潮，某女性月刊雜誌上曾登載了「減肥漢方藥」，但名字是「防風通聖散」。

老實說此藥具有危險性，只適合粗胖強壯的人及怕熱的人或血壓升至二百以上，作為急遽降下劑來使用，還有患頑固便秘的人之外，一般普通體格、血壓正常的人是禁止服用的。服了此藥二個星期後，身體會搖晃不定、胃弱、細瘦、面頰削瘦，不久終要演變成進醫院下場。

人常謂中藥無即效性，但像這樣強的藥也是有的。若胡亂吹說藥效多好實在令人感到遺憾，恐怕會招致一失足成千古恨的後果。別忘了，中藥因人而異、因病而異，有些也是會有副作用的，因為中藥也是藥的一種。

副作用並非只有西藥才有，所以，買藥時要到熟知的中藥店或專門醫師處購買，俗諺「一知半解要吃大虧」。

8. 豆乳優酪乳營養豐富又不會發胖

太胖對中年以上的人來說是危險的信號，但是，減少用餐又對健康有妨礙。有不少作飲食減量療法，且營養豐富，低卡路里的食物。在此介紹僅花三分鐘就可做成的豆乳優酪乳。

豆乳一五〇ＣＣ加檸檬半個至一個擠汁放進去，慢慢地攪拌混合，再加蜂蜜，蜂蜜對美容很好且吃了又不會發胖。在混合中因檸檬酸的作用漸漸凝固，等像優酪乳似的凝固後就可食用，味道酸甜清爽。

若要豐富些可在豆乳內加上蛋白（二個蛋量）用小火慢煮（用強火時會硬固）等豆乳和蛋白混合之後，加上蜂蜜即可。很像今日的奶昔（milkshake，以牛乳、香料糖漿攪製的飲料，通常還加冰淇淋）風味。

消化機能弱的人或討厭豆乳臭味的人可加上薑汁。不僅能除去臭味，且薑汁能增進食慾，幫助消化、吸收。

無食慾，吃不下早餐者，可試試做此營養豐富的豆乳優酪乳吃看看。

市面上有現成的優酪乳販售，是以新鮮牛乳為原料，經過乳酸菌發酵而成的乳製品，成品含有大量活性微生物。它不但具備新鮮牛奶的全部營養，且更容易吸收，還能調節機體微生物的平衡，提高免疫力，具有保健及延年益壽功效。

9. 吃僅含蛋白的烤蛋不怕動脈硬化

蛋雖含大量膽固醇，但僅是蛋黃較多，蛋白應無問題，在此介紹蛋白烤蛋法給一些喜歡吃蛋的人。

一人份用準備四個蛋白，食用蘑菇適量，可再加些細切的黃瓜、胡椒粉及其他調味料烤。

此種烤蛋法在中華料理中也有，為良質蛋白源，營養價值高的食物，又不會增胖，所以是美容食品。聽說到了四十歲以後，一週只能吃二個蛋，利用蛋白的吃法就沒有此顧慮。

10. 食芝麻能使粗糙肌膚變細緻

有些人喜歡泡澡，但因此把肌膚必要的脂肪給洗掉了。大部分的人肌膚都非常乾燥，適當地飲食，能保有青春肌膚。

創造美麗肌膚的最佳食物是芝麻。《本草綱目》說：「服（芝麻）至百日，能除一切痼疾，一年面光澤不飢，二年白髮返黑，三年齡落更生。」

剛開始時每天吃炒芝麻二十公克，漸漸增加至四十公克，吃後兩週就能察覺出肌膚有光澤，持續五個月頑固粗糙似鯊魚皮般的肌膚就會變成細緻的肌膚，失去彈性的肌膚也變成有彈力了。

四十歲至五十歲的男女肌膚失去彈力，此種切身問題的確令人困惱。芝麻富含維生素E，它能促進人體對維生素A的利用，並可與維生素C協同保護皮膚健康，減少皮膚發生感染機會，促進皮膚內的血液循環。芝麻不是藥，無副作用請安心食用。

特別是做減肥食物療法的人，肌膚是很危險的，會變粗糙，起腫疱，一定為此煩惱不已，可併用芝麻療法，妳的肌膚就得救了。芝麻是天然植物油，不必擔心會增胖，且香味佳，大量吃下沒關係。

芝麻療法又有另一功能，即每天吃芝麻具強腰、強精效果，而且能治便秘，年輕女性或有痔疾的人一定要試試。每天能過清爽的生活。

11. 綠豆治療青春痘

吃綠豆不會增胖，能使肌膚具有彈性。綠豆為作豆芽的原料，其功效有降低膽固醇、提高免疫力，強烈解暑、解毒作用。解渴、治口中腫疱、青春痘、痱子、雀斑等肌膚毛病，效果有目共睹。

例如，嚴重青春痘煩惱的人，可將綠豆磨碎加溫水製成綠豆霜，就寢前洗臉後擦綠豆霜，能治好。

台灣也將綠豆放入稀飯做成綠豆粥於早餐食用。但綠豆具有使身體冷感性質，因此，老年人、兒童及身體虛弱、患冷感症及低血壓的人不可過食，吃太多時頭髮會變稀薄、頭暈，一週吃一次最恰當。

12. 用蛋白洗髮能使頭髮有光澤

市售洗髮精會將頭髮的營養分洗掉，容易斷髮，使頭髮變成無光澤，為了妳的頭髮，一定要每週洗一次蛋白洗髮精。

準備二個份的蛋白，如果嫌麻煩可與蛋黃混在一起，揉擦入頭髮，再蓋上熱毛巾，使營養分入髮中，經五、六分鐘後，用溫水洗淨。請注意，太燙的水會使蛋凝固。

養成一週一次，用親手作的蛋白洗髮精來洗髮的習慣，頭髮就會令妳意想不到地具有光澤。

13. 雞湯能使臉色好皮膚有光澤

周朝歷史有一則有名的「烽火亡國」軼事，周幽王因寵妃褒姒不會笑，周幽王為了使她笑而想了不少辦法，最後終於自取滅亡。由此軼事可想而知，此寵妃是內分泌某處有毛病。要促進內分泌就得喝雞湯。

能促進內分泌，增強精力的雞湯作法——準備一隻雞，作成四人份雞湯。

①將雞大塊切好，去皮。但皮膚乾燥的人連皮吃。

②將鍋洗淨，不要存有臭氣，加火。

③不必加油，雞也用布拭去水氣，放入鍋內燒（水氣要除盡為秘訣）。

④一邊煮雞一邊可加入少許植物油、薑，再煮。等煮至可以吃時，加上水九百CC及酒一八〇CC煮。

⑤這樣煮二十～二十五分鐘。可光喝雞湯，或連肉一起吃。

再介紹一種更奢侈的雞湯。完全不加水，為純粹肉汁料理法。

①將雞肉大塊切，去皮及油脂，用酒洗淨。

②蒸三小時，就可得約九十ＣＣ的雞汁。

③加上鹽、胡椒喝湯，肉不要吃。

效用與加水的雞湯一樣，但因一隻僅作一人份濃湯，效果倍增。雞湯營養價值高，持續喝一週，臉色變好，且具光澤。生產後的產婦喝後，可使體力迅速恢復，出乳良好。自古以來就常使用。

有錢的富家，洗米後用雞湯代水來炊煮，這樣就能做出營養好吃的飯來，對減肥減食的人來說，吃一半的飯已能攝足營養，是值得推薦的。雞汁與肝（去皮，作成糊狀）加蛋白混合放入四角模型中蒸，就成粉紅色似蛋豆腐的食物。對討厭吃肝的人來說，也是好吃的料理（一杯的雞汁可做五人份蛋豆腐）。

雞汁所做的蛋豆腐很適合小孩、老人來吃，為高蛋白質食物，吃了又不會發胖，中年發胖者不妨食用。

14. 用豬腹膜包臉的美容法

自古以來富有家庭即以珍珠粉，或其他秘法來做美肌之用。其中一種是豬腹膜

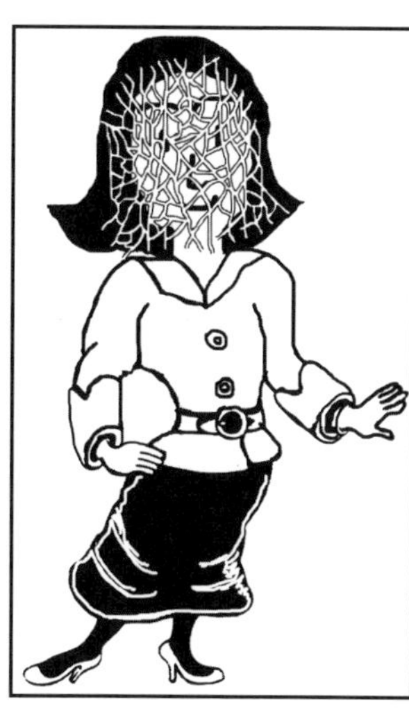
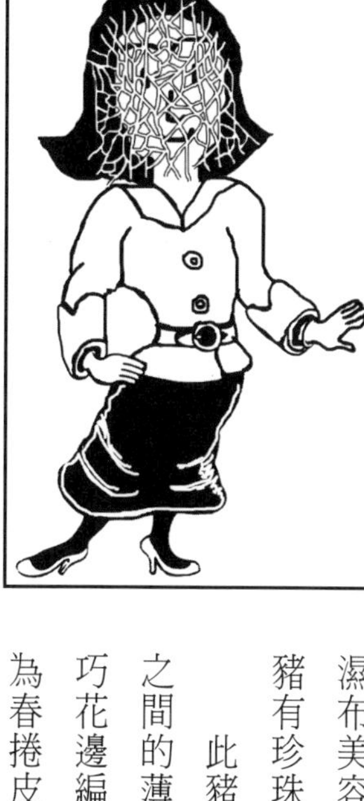

濕布美容法，此種美容法能使人年輕。難道豬有珍珠？但事實卻和珍珠具同樣效用。

此豬腹膜（台語－網西），為內臟與肉之間的薄薄網狀被膜物，將皮張開，就像精巧花邊編成的漂亮物。豬腹膜在高級飯店作為春捲皮，炸後香脆好吃。

但與其用來吃不如用來濕布美容更好，將一塊網狀腹膜洗清潔，不要弄破了，切成三十公分左右來使用，把臉洗乾淨後，將此網狀物貼於臉上，貼二十分鐘即可。這樣每隔二天做二、三次，皺紋就明顯消失，滋潤肌膚，使臉變得更年輕。

本來此法只限於上流階級間的秘法，一般人通常是不知道的，有些人使用豬油來做敷面濕布美容法，效果雖沒有豬腹膜好，但對粗糙肌膚的人也有效果。

將豬腹膜買來清洗後，存於冰箱可保存一週之久，只是本書一出，豬腹膜可能變成高級品了。

15. 奇異的珍珠粉美肌法

將深眠於海底的珍珠作成粉末服用，妳一定感到吃驚不已！但現今世界高水準階級的婦女都趨之若鶩，秘密地流行珍珠美容法。

將天然珍珠粉一公克作三天份來服用。能促進內分泌，使荷爾蒙旺盛，因而使肌膚有光澤，只是要注意不要買到養殖品或贗品，真正的天然珍珠用手掌作圓形揉擦時會變圓。

在日本銀座珍珠專賣店有賣高價珍珠粉，歐洲、台灣等知曉珍珠美容法的婦女，即使花上高價購買，也毫不在意。珍珠在台灣均作為化粧品或中藥用。往昔富有人家在洗澡時放入珍珠粉入浴，信奉珍珠粉美肌法者實在不少。

珍珠粉效果一週內即可顯現。

珍珠是極佳中藥，若要保持美麗肌膚可吃珍珠粉末。珍珠又為促進內分泌的高價漢方藥，將珍珠磨粉每天食用，能明目、預防白內障、刀傷止血，將珍珠粉末混入純粹植物油內，塗於傷口時，傷口就會變無痕跡地復原。

傷口出血時用珍珠粉塗於傷口，具止血作用，又能消除傷口痕跡。若因為留下傷痕而過陰鬱的一生看來，珍珠即使再貴也是值得買。珍珠解毒作用亦強，為防癌藥而受人注目。

16. 創造嬌嫩美肌的薄膜牛乳

牛奶中含有培育初生機體生長發育及代謝所需要的所有營養成分和生物活性物質，包括細胞因子、激素、活性基因、免疫球蛋白等，極易消化，對人體有很強的補益功效，有「白色血液」之稱。

牛乳含有較多的B群維生素，為重返青春食品，由營養學看來又是完全能消化的食品。當然自古以來即是女性不可或缺的美容食物。由白居易「長恨歌」可做見證，擁有美麗肌膚可說是女性們的夢想。

在此介紹能使肌膚具有彈性，效果高的美容食品：將擠出的牛乳放入鍋內慢慢地溫熱。不久牛乳上即呈一張薄膜。慢慢地取出，不要弄壞了，等冷卻之後薄膜就乾固。再重新作膜，這樣反覆作再撈取。

一次的牛乳可做五張薄膜，而鍋內的牛乳就變成水似的。因最營養的脂肪都在乳白的薄膜上了，薄腹可包上橘皮果醬或覆盆子醬來食用，不太甜又具牛乳香味，不分男、女均可享受。

此外，在溫的牛乳內加半茶匙的薑汁，依自己的喜好可加入蜂蜜，就成為法國bavarois（類似果凍）風味的點心。此二種料理一定會受女性的喜愛。

17. 蓮子是上流階級美容食品

《本草綱目》說：「蓮子補中養神，除百病。常服可輕身耐老，延年益壽。可補益十二經脈血氣，平體內陽熱過盛、火旺。益心腎、補虛損，厚腸胃，固精氣，強筋骨，利耳目。」

蓮是真正能物盡其用的植物，每一部分都不能捨棄。其中蓮子昔日在高尚家庭是美容食品，在夏天也常被做為高級料理。去掉其中的蕊也可生吃，乾燥後更便利，不問季節都可食用。

蕊做為中藥，又被用做強壯食物。在以前的有錢家庭每夜都用蓮子和其他種類中藥一起煮作為點心。

作法是蓮子一人份三十個，芡實十五公克、薏仁二十五公克、龍眼乾肉四公克，混在一起煮一小時，加上蜂蜜，蓮子與湯一起食用。

龍眼乾具安定精神作用，對失眠症有效，此為昔日清朝西太后就寢前必飲的美容、安眠食品。蓮子又有預防肝臟病、胰臟病功能。

蓮子又被用為其他料理，如放入饅頭中，或將乾蓮子蒸熟，加入蜂蜜吃，做湯或放入粥中，有各種食法。

當然蓮子也是重要中藥，作為中藥處方治療容易下痢、胃腸弱的患者。

18. 能恢復青春肌膚的杏仁霜

杏仁是常見的水果杏的種仁。杏仁藥用的歷史最早記載於《神農本草經》，李時珍在《本草綱目》中說：「杏仁治咳逆上氣如同雷鳴，咽喉腫痛，下氣，產乳金瘡，寒心如奔豚。驚癇，心下煩熱。」

杏仁還有豐富的維生素A和維生素E，以及其他多種微量元素。它能幫助肌膚抵抗氧化，抑制黃褐斑生成，使肌膚更光滑細緻。

杏仁霜美容效果在美國很受人注目，而我國古時即傳下的杏仁美容法如下：

將三十公克杏仁放入溫水浸三十分鐘，然後剝皮，再加少量的水用研鉢磨碎，加上一個蛋白及蜂蜜，放入果菜機中拌成糊狀作成面霜。洗臉後塗上此面霜洗澡，藉蒸氣使毛孔張開，營養能被肌膚所吸收，經五～十分鐘再洗掉。

19. 魚膽、魚肝能明目

動物內臟具治療疾病，保持人健康的優良功效早已為人所知，其中魚的內臟（肝）自古以來即為中國人所珍重。日本人除秋刀魚、香魚、鰻、烏賊、海參等一部分之外，都將魚的內臟丟棄。但中國至唐代開始，就很看重魚的肝、膽等食物。用來做高級料理。

魚肝除非很新鮮，否則有臭腥味，又具苦味實在難以下嚥，但眼睛疲勞時或患夜盲症的人，是值得推薦的食品，對輕微白內障症也具有功效。而且魚肝又有使頭髮烏黑功能。

一般人常將魚肝洗淨後用炒或煮來吃。特別是鰻魚肝湯為湯中佳品，也是肝臟良藥。但是，要注意不要吃近海有公害污染的魚內臟。

20. 長痱子可擦西瓜

夏天西瓜的味道特別好，可光吃紅色的部分，白色部分則不要丟棄。

實際上白色部分具有治療痱子效果。小孩子若生痱子癢時，用白色部分輕擦患處有效。若無汁了，可薄切表面，則新汁又出來，很多老一輩們都知道此秘法。

反覆擦二、三次，即可止癢，皮膚也清潔。西瓜具有利尿效果，在熱天晚上睡前最好不要吃西瓜，如果吃西瓜，半夜會常跑廁所，因而會睡眠不足。特別是小孩容易造成尿床。人體約有六成以上是水分，新陳代謝是很重要的，即水分的攝取，排泄如果不良，水分保留於體內時有害健康。

通常人體所必需水分約為二千公撮，約有六百公撮變成汗，吐氣等約流四百公撮，剩餘一千公撮變成尿排泄出去，故體內的水分若因排泄不良就會水腫，手腳、臉會腫大，關節等積水時會疼痛，而引起濕疹、蕁麻疹等皮膚病。

為了防止這些疾病，每天有必要吃利尿效果好的食物，其中西瓜是利尿劑。西瓜汁有解熱、解毒作用，對腎臟炎、膀胱炎的治療也有效果。

古醫學名典《本草綱目》有載：「西瓜主消煩止渴，解暑熱，治咽喉腫痛，寬中下氣，利尿，止血痢，解酒毒。」

作為夏天的水果，西瓜是最好的了。

21. 燙傷、燒傷時可貼豬皮

燙傷、燒傷的治療以防止患部流出體液及雜菌感染最為重要，以前燙傷時都立刻用油或醬油塗抹在患部，現在據說這樣反而有反效果，首先用水冷卻患部為最應急的處置。

最近美國新發明了一種使用豬皮的貼敷劑，在越南戰爭時，被特殊兵器燒傷時用此治療，有效果不錯的報告。

豬的皮膚與人體皮膚最相近，與紗布或人工高分子膜相比，從燙傷處所流出的體液較少，將患部消毒後貼敷其上，對新的皮膚成長具保護作用（此時最重要），也不會留下傷痕而完全治好。並且具緩和傷痛的作用。用豬皮覆蓋後，燒傷的傷痕好了也不會留疙瘩瘢痕似的痕跡，小孩或女性燒傷時應早點使用。

22. 食白果能強肺

《中國中草藥匯編》說：「白果治潤肺、定喘、澀精，止帶，支氣管哮喘，慢性支氣管炎，肺結核，頻尿，遺精，白帶；外敷治疥瘡。」

熟白果自古以來即作為強肺、止咳、去痰的妙藥，為大家所愛用。用油漬的白果（銀杏果實）一天一個給肺結核患者食用，吃三十粒至一百粒後，即出現治療效果。吃此油漬的熟白果而使發熱好轉者約七三％。使虛汗變好轉者佔七七％，止咳佔六六％，咳血好轉者佔八五％。

極嚴重的病患服用四百粒之後，能鎮咳及治氣喘。白果為強肺食物，若感覺自己的肺有毛病可試吃看看。

23. 喝啤酒時請用生薑作下酒菜

啤酒雖具利尿效果，但體弱、容易下痢、冷感的人，早晨起床手足浮腫以及腎臟不好的人等，喝啤酒因利尿反而消耗體力。

喝啤酒後會覺得懶倦，就應想到自己是不適合喝啤酒的體質。雖說如此，在炎熱夏日，啤酒仍是最好的消暑佳品，此時若能以生薑為下酒菜就不會有問題了。

生薑含有大量保健成分，味辛，微溫，無毒。久服去臭氣，通神明。能暖和身體，促進血液循環，不會過度地促進利尿作用，所以能預防體力消耗。

24. 飲薑茶能預防食物中毒

飲薑茶能預防吃螃蟹或蝦子中毒。將一塊老薑連皮用菜刀背輕輕拍碎，放入煮滾的水中，再用小火煮十五分鐘，過濾乾淨，可加入少許的黑砂糖，趁熱飲用。

但若喝薑茶仍呈中毒狀態，出汗不少，變虛脫狀態、昏眩，則是重症，有死亡危險，此時可吃甘草，吸其汁，應急最有效。甘草有解毒作用，對腫疱、濕疹、藥物中毒最有效。

日本料理中魚醬、壽司、燒魚也都配合薑或紫蘇來吃，以防止食物中毒。並非為了使菜色好看，而是吃的習慣問題。

薑可治胸滿逆上氣，出汗，寒冷腹痛，風邪諸毒。因此，常做中藥來用，昔日孔子、蘇東坡均常食用。日本人常吃生食，或將薑浸醋或浸蜂蜜、浸味噌，或為奈良醃漬等等。每天稍微吃些養成習慣就可預防食物中毒。

25. 藉小便做精力檢查法

喝了啤酒後，立刻想上廁所小解是腎臟健康的證明。喝啤酒後，二十歲以上者約十五分鐘，三十歲以上者約二十分鐘後，四十歲以上者三十分鐘以內上廁所，就是具有健康身體。故腎臟越強的人一定會越早去廁所。

此外，排尿時的氣勢、臭氣、顏色等也可藉此做身體健康檢查，尿排出一點點的人，為腎臟弱者的證明，腎臟不好，精力顯著減退，要注意。尿色白的人，健康也並非很好，人內臟某處有熱時就會排出濃色尿來。

在此介紹自古傳下來的精力檢查法。傳統中國往昔有位身份不明的女人，當男人在小解時她站在廁所邊聽排泄聲音的強弱，以分辨出精力強者或弱者。即年輕人或腎氣旺盛時排尿氣勢也強，尿滾滾而出，精力衰弱時尿氣勢也就弱，此為極精確的精力檢查法。

26. 杏仁具制癌及保護肺作用

如何制癌是現今人類最關心的事。杏仁（作甜的食用或苦的藥用均可）因具制癌作用，正繼續研究中，若能成功則令世界患者有福了。

自二千年前以來，人的祖先就知道杏仁的效用，而作為藥用，其智慧實在令人佩服。杏仁一百公克約六〇三卡路里，含有維他命、無機質、脂肪、蛋白質等。

一般杏仁多作為糕點、巧克力來使用，很少人知其有美容、健康效果。

往昔為了清肺，那些老菸槍們日常均食用杏仁，特別是對女性具美肌效果，故作成粉，有一個月二、三次全家一起來食用的習慣。杏仁能止咳、淨肺，又為美容佳品，咳嗽的人可試試，作為啤酒下酒菜也不錯。

27. 在家裏就能做的糖尿病檢查法

糖尿病對中年男性來說是三種最懼怕的疾病之一，如病名所示為尿中有糖的疾病。現代中西醫學都很難完全治好，只有預防是最好方法。

在家裏可藉尿來自我檢查是否患糖尿病——排尿時若泡沫很多難以消去，就要懷疑自己是否患有糖尿病了，健康的人泡沫在小便完了為止即消去，若糖分出來則泡沫很難消失。此外，尚可在小便器上觀察尿，即可發現健康的人尿很快在便器上由上流下，若糖分出來時，黏黏地難以流下。

知道此種檢查法，就能及早測出自己是否患糖尿病，若尿出蛋白時也是如上述同樣地排尿，要加以注意。

28. 香菇湯為菸鬼良伴

香菇為有益人體健康食品，能降高血壓、膽固醇、預防糖尿病、心臟病、癌症。一千數百年前即以冬菇稱之，為料理中不可欠缺食品，一般料理所用香菇為乾香菇，肉厚有白色裂痕、傘沒有張開香味佳。

乾香菇作藥用時，用冷水浸一小時，然後蒸三、四小時，取其液汁或在鍋內加植物油煮香菇，大致煮過之後，再加水用小火煮一小時。前者可加貝或雞的上湯，這樣香菇的美味就能出來，為天下第一品。

香菇湯對抽菸過多的人或早上起來口苦的人，以及肝臟衰弱的人具有效果，又能預防成人病，為好吃藥用湯汁。使香菇湯味道更佳有一秘訣，即在將煮成時加上老酒一匙，此種料理湯是道家所秘傳，加入老酒的湯特別甜美，實在不可思議。

29. 冷酒會對人體形成負擔

「酒為發熱性質，熱飲易發熱，冷飲入腹中又會凝固，五臟藉此而暖和，但造成體毒。」（取自『紅樓夢』）。

此為引用小說的說明，最近飲冷酒風氣頗盛，以前日本酒有溫熱了再喝的習慣，但最近因學商業廣告飲冷酒之風，故飲了冷酒身體就會承受不了。

熱酒再喝對身體較好，這是需加以忠告的，飲冷酒會酷使肝臟，使肝臟造成過多的負擔。

30. 能淨血的食物——綠豆粉皮

綠豆粉皮是採用純綠豆澱粉加工製成，呈蛋青色，晶瑩透明，有彈性而不黏連。將此細切即成冬粉。大約為春捲皮的三倍，料理時用熱水燙過再使用。

粉皮吃過多也不會發胖，而且又具淨血、降低血壓，能治腫疱，清火解暑，健胃生津等作用，對一些「想吃又想減肥」者是最合適的食物。

用熱水燙過之後，除去水氣切成一塊塊圓圓地。夏天可用冰使之冷卻變透明。將粉皮加上酒來蒸，加上雞肉皮及細切黃瓜盛於盤內，再加麻油、醋、辣椒等佐料來吃。冷冷的味道不錯，為促進食慾的前菜。

或者以炒麵要領，炒粉皮也很好吃，能清血是預防疾病之本，日常生活中應多吃具淨血作用的粉皮或綠豆所作成的冬粉。

31.咳嗽不停的人可食梨子

喜歡吃油膩食物或大量飲酒的人，在中醫學上稱為熱型的人，容易造成肝臟或胃腸負擔。容易咳嗽，感冒也較難治療。

這種類型的人可常食在夏天到秋天出產的梨子，能降體熱。梨具適度甜味，具平穩水分作用，能調和身體。

咳嗽的人可依蒸蘋果要領，將梨的蕊挖掉加入蜂蜜蒸，然後喝其汁，就能止咳、治咳痛，又具清肺效果，為止咳良藥。

用好梨去核，搗汁一碗，放入椒四十粒，煎開後去渣，加黑錫一兩，待化勻後，細細含咽。可治咳嗽。

32.貧血的人可食年糕紅豆湯

自古以來，紅豆就被人們視為藥食兩用佳品。中醫學認為，紅豆具有消熱解毒，利水消腫，使脾止瀉等功能。

紅豆中含有豐富的維生素B9，具增血效果又有利尿作用，適合貧血的人食用。不喜歡吃豬肝的人可吃年糕紅豆湯（即蔴薯加紅豆、綠豆的湯），年糕紅豆湯具增血作用。

以前的女性在月經前為了清血都喜歡吃年糕綠豆湯或綠豆所做的冬粉、粉皮，等月經過後再吃紅豆以增血。年輕女性愛吃年糕紅豆湯是不錯的，只是月經中要避免，每月月經來潮的女性，應注意綠豆及紅豆的吃法，順序要正確，這樣無貧血的母體就能生產優良的孩子出來。

33. 一週二次食甘草能排毒

甘草能將空氣中的毒素，或食品中的毒素所造成體內毒素排除，具解毒作用。特別是生的甘草，解毒作用更高，若常喝就具有癌症不侵體質。

突然食物中毒時，大量喝有效。但平常喝太多對身體不好，故一週喝二次即可，約為一、二公克即足夠。甘草除具解毒作用外，又能強化肝臟機能，防止潰瘍、預防動脈硬化、消除膽固醇。胃痙攣、胃痛、胃潰瘍時或肌肉因緊張而疼痛時，以及身體不適想嘔吐時，可喝甘草茶。

正確的甘草調理法是：將一公斤的大豆浸水使其柔軟，再加入甘草二十公克（放入布袋棒狀物），煮二小時，最後用醬油調味即可。

甜甜好吃，甘草是吃了不會增胖的甜味料，中年肥胖者亦可安心食用。又具防腐劑效果能使料理保持長久。

中毒或嘔吐時，可用粉末加一百CC的溫開水服用，若要吃棒狀的甘草，可以如咬嚼口香糖似的，最後吞下去。生吃甘草一公克即有飽足感，所以可代用為減量食品。

34. 高血壓的人請吃芹菜

芹菜又名香芹、野芹、藥芹等，是人們最常食用的蔬菜之一，其氣味芳香，口感清脆，既可熱炒，又能涼拌。中醫學認為，芹菜性涼，味甘，具有壯骨、散熱、利尿、祛風利濕、健胃利血氣、潤肺止咳，健腦鎮靜等作用。

芹菜為精力的蔬菜，常被做沙拉來吃，年輕人喜歡者甚多。實際上芹菜更適合中、老年人來吃。

芹菜具獨特氣味，纖維又多，很多牙齒不好的人討厭它，芹菜自古就做為降血壓藥而有名。對頭昏眼花、肩痠、頭痛等高血壓所引起的症狀有效。

吃新鮮生的芹菜最好，取三根榨汁一次喝完，效果很好，在一杯芹菜汁內加蜂蜜更容易飲用，甜味又能使胃、腸吸收，更有益處。快炒做料理更容易食用。

因懷孕或更年期障礙所造成的高血壓者，可一天喝芹菜汁四十CC左右，效果良好。

35. 蜂蜜巢為最高營養食物

張華《博物志》說：「南方諸山幽僻處，出蜜臘。蜜臘都在絕崖石壁，不攀緣就得不到，只有到山頂用籃懸下來，才能取到。蜂走後留在石上，有成群結隊的靈雀來吃。到春天，蜂回來了一切依舊，叫做蜜塞，這就是石蜜。」

外國產的蜂蜜在處理時是蜂蜜連巢一起加入，你看過嗎？此稱為「巢房蜂蜜」

是自然給與人健康的使者，即蜂蜜與蜜蠟，蜜蠟是青年蜂為了作巢所分泌。蜜蠟含各種營養。

美國M・H哈答克博士對有關蜂蜜的研究發表如下：「此為蜜與蜜蠟之間所含的微量成分對人體有何效果呢?……它具消除疲勞、增強活力、增血、殺菌作用，而巢房能強化呼吸管內壁，可預防感冒或鼻病。」

這些功效在中國自古即已知道，一千三百年前已被做為滋養，強壯、強肺、預防感冒的中藥，也有食蜂巢習慣。

第七章 宮廷御醫智慧

●嘴唇為內臟健康與否的信號

嘴唇為健康的象徵。光看人的嘴唇顏色即可了解此人健康狀態、體質、疾病等。嘴唇白色者為貧血，嘴唇呈紫色者為肺疾病，嘴唇為黑色者為肝臟病，發燒時嘴唇呈紅色。

例如觀鏡自照時，若嘴唇稍呈紅色，皸裂，身體發熱，此時可多喝蜂蜜及吃蘿蔔泥。不久體熱就消除，而皸裂的嘴唇也可治好。

而貧血，嘴唇白者，可持續食用豬肝，嘴唇就可稍呈紅色。

●棉籽油為強力避孕藥

這是中國棉花產地，某村落所發生的異事。在此地的夫妻結婚經過二十年、三十年仍沒有孩子的，彼彼皆是。這種奇妙的怪現象仍繼續著。村長很困擾，決定探查其原因。

而僅知該村的女性嫁到別的村去時立刻就有孩子，後來終於了解原因是村人常食棉籽油，所以沒有孩子。

得到此村的啟示，中國研究此作為男性避孕藥的棉籽油。已有一萬個以上的男性被實驗，證明出結果。從棉籽中取出製成的藥每日服二十毫克，經二個月後九九・八九％的男性均已避孕。若停止服用經三個月後，即可復原。

「無力感、食慾惡化、頭暈，服用後也有發生此症狀，但服藥中止後，所生的孩子也沒有異常。」此為研究棉籽者所言。

拿食用油來看，對人體確實有影響，故人們對每日所吃的食物應寄予關心。

・鱷魚肉可治氣喘

人在平日生活中對看習慣或吃習慣的東西，較不會存有偏見，但對看不習慣的東西則存有厭惡感。

例如，新加坡地方的人吃鱷魚肉，聽此駭聞實在令人驚異。但是，鱷魚的肉能治慢性支氣管炎、慢性咳嗽，很難根治的氣喘，老人、小孩痰多等都能發揮良好治療效果，可說是特效藥了。

鱷魚肉為何有此良好的治療效果？至今尚未解明。

料理作法是；鱷魚肉乾一百公克，加上薄切的薑二～三片，酒少許，水七百CC，慢慢煮。經三～四小時後好喝的湯就大功告成。

你為神經痛而煩惱嗎？在此湯內加入二分之一杯的米作成稀飯，加上自己喜歡的調味料，食後有效。

鱷魚肉還有其他優良的強壯效果，新加坡有賣鱷魚乾，如果有去旅遊可買些作為土產帶回。

•用中指可測生產的正確時間

若能測知生產時間，那該多麼便利。

用手的中指根與別的手指靜靜的接觸，若沒有任何變化，則四十八小時以內就不會生產。若是中指指脈以正確的速度跳動著，不管是否發生陣痛立刻到醫院去。當然這種指脈的感覺在火車或飛機上是不準的。此為四十八小時至二十四小時之間將生產的信號。

起先，指根附近的指脈隨著生產時間的接近慢慢地升上指尖，由第一關節至指尖時即告知二十～三十分鐘以內將生產。

此論點，四十年前在各國學會發表時，許多醫師都疑惑不解，後來有幾十位醫師卻覺得非常有助益。

「用中指脈探知生產時間」此稱為「脈學」，研究「脈學」者屬於一般常識。

•虎骨酒治神經痛有效

世上雖然有人吃過了不少珍品，但一談到虎肉則有點吃不消。

《本草綱目》中說：「虎肉主噁心欲嘔，益氣力，止吐唾液，吃了還可以治定期發作的寒戰、高熱、出汗的瘧疾。可辟三十六種精魅。」

七十幾年前廣東地方有名的「三鮮館」飯店，即是經營各種「奇珍異品」。其中也有老虎料理，但品嚐過的人都覺得虎肉畢竟有臭味，實在吃不習慣。現在老虎已不能任意宰殺，此道料理自然消失了。

不過，虎骨與中藥的木瓜浸入酒中製成「虎骨木瓜酒」治療神經痛有效。為世人所愛飲用的藥酒。

・熟白果配啤酒喝不好

上完班喝些啤酒回家，啤酒味道在夏天特別好喝。

很多人在酒店要熟白果（銀杏的果實）配啤酒喝，如果注意看看，可知其他喝啤酒的人陸續去廁所小便，而吃白果配啤酒的人卻沒有去廁所的跡象。

此點實在要注意。人的體內大約有六十％為水分。此六十％水分，若不常保持一定，會有麻煩。

成人一天必要的水分約為一千五百～二千CC。其中大部分作為尿排泄出去。而白果卻有止住體內排尿的強烈作用。啤酒一瓶約有七百CC，喝完三瓶約有二千CC水分，進入腹內。

若不排泄貯在腹內，漸漸腸部變冷，吃白果的人啤酒就存在腹內，腹部膨脹了。恐怕整夜要脹著腹部過夜，翌日早晨可能要帶著浮腫的臉去上班。

●蝦背上的蝦線一定要除去

蝦肉質肥嫩鮮美，極易消化，其吃法多樣，營養豐富，蛋白質含量是魚、蛋、奶的幾倍到數十倍，還有豐富的鉀、碘、鎂、磷等礦物質及維生素A、氨茶鹼等成分。男性、中老年人宜經常食用。

料理為將蝦頭部集二百個作成豆腐狀的料理稱為「蝦腦麵」，風味絕佳。

因為有些人可能會過敏，所以，蝦背上的蝦線必須除去才能做料理。用竹籤小心地除去。

為了提升蝦中牛磺酸的作用，可以搭配膳食纖維含量較高的食物，如水果類、海帶、紫菜等。

・說話口沫橫飛者有肝臟病之虞

通常聽說有「口水流出很多的嬰兒健康」的說法，但是，如果睡覺時流口水則有問題。

此為體內肝臟發熱之兆。大人中常有些人說話口沫橫飛，或口中含滿口水說話，最好去醫院做肝臟檢查。

唾液量相差是很微妙的，若仔細觀察，依其量就可知是否有疾病。

・柿餅的白霜能去咳、止痰

精心製造的柿餅其上生白霜，此白色甜甜的粉稱為「柿霜」為非常高價珍貴食物。由柿餅作成「柿霜餅」的藥，呈四角或圓形，白色、甜味「柿霜餅」很柔軟，入口溶化，非常好吃。

柿霜能清心肺熱、生津止渴、化痰平嗽，治咽喉口舌瘡痛。傷風感冒時服用最適合，而且又能治喉炎。

作法簡單，家裏有植柿樹者來做做「柿霜餅」如何？

將新鮮的柿，去皮捻扁，吊於有陽光的屋簷下，曬二～三週。乾了之後放入木桶，置於通風良好的地方使之發酵。約一個月就會出現白霜，就是柿餅，用細細的棕櫚帚將白霜取下。

將這些白霜用小火煮至糊狀。然後放入四角型或圓型的器皿使其冷卻，硬固，就成好吃的「柿霜餅」，這樣能保持好多年。

吃了之後，喉嚨爽快，因具解毒作用，聲音沙啞時食用非常有效。

此「柿霜餅」為自然產物，無市面上販賣的藥所具副作用，故小孩、老人均可安心食用。

●患健忘症者可食胡桃

胡桃又名核桃、羌桃。原本出自羌胡，漢朝張騫出使西域時得到核桃種，帶回在秦中種植。後來傳到東部，故名胡桃。

患健忘症者，或常用腦筋的考生、研究員可食胡桃。胡桃的成分為植物性脂肪四十～五十％，蛋白質十五％，其他為碳水化合物、磷、鐵分等，磷具有使腦細胞煥發的功能，除了胡桃外，含磷較多的健腦食品為蛋黃、納豆等豆類食品。

胡桃糕以乾炸食物的要領作成。高溫炸時可能會焦黑，故動作要快，撒些鹽和蜂蜜，或砂糖混在一起即可。

●唾液為內臟的信號器

早上起來時有否感到口很渴的感覺，或黏黏的感覺。

若有，此為五臟六腑疲勞的證據。體內過熱的內臟藉唾液而傳出注意信號。當然與感冒不同，若是無視信號，恁其繼續下去將如何呢？

當然容易引起感冒、咳嗽及其他各種症狀。

為了預防這些症狀，必須服用一杯去熱的蘿蔔泥。不敢吃辣的人可放些檸檬汁，再吃上三大匙的蜂蜜，這樣繼續吃二天，口中唾液的分泌狀態就會改變。此時要注意飲酒的問題。

口中的唾液若發黏、唾液的分泌減少時，即為傷風感冒前兆。

對自己身體的健康問題要多加注意。早、晚檢查口中健康，留心唾液發出的疾病信號。

・美味的味噌黃油蟹

一提到蟹，有許多人就會擔心膽固醇的問題，其實只要不過食即可。中國陽澄湖所產的大閘蟹是公認的食中珍餚，風靡一時，而洛陽紙貴。大閘蟹直徑為十公分左右，肉質柔軟，特別是放入味噌（黃豆醬）特別好吃。

另有一種令人難忘的珍味為蟹中之王─黃油蟹。為非常珍貴的蟹，將味噌全部放入，又香又柔軟，是喜好食蟹者忘不了的珍味。

但是，食蟹肉後為預防中毒，必須飲用薑茶。若是中毒，可將薑或紫蘇葉弄碎煎熬十五分鐘，加砂糖少許飲用。體質過敏的人，也不宜食用。

蟹的維生素含量比較低，可以搭配各種蔬菜一起食用，以提升整體的營養。

•你有沒有注意貧血信號？

身體懶倦、容易疲勞、站起來時頭暈眼花、耳鳴、上樓梯時心悸、唇部粗裂、喝東西時喉痛、指甲凹下。此為貧血從輕微症至重症的症狀。

據某報所載，有從各地到台北的上班族在進公司時，健康檢查的血液比重為健康標準，但一年後，半數以上的女性均在健康標準以下，呈貧血狀態，而且全部女性都沒有注意到，實在令人寒心。

●對孕婦有害的中藥

許多人認為中藥沒有副作用，其實，這是重大錯誤觀念，中藥也有應注意的副作用。

例如，孕婦使用「防風通聖散」、「驅淤血丸」或便秘藥的旃那、蘆薈等會有流產的可能。反之，也有女性服「驅淤血丸」而懷孕。

藥的服用要與醫師、中藥店的人商量才好。最近有關討論健康問題報導頗多，只是都過分強調效用，實在令人感到遺憾。

●葛根可治酒精中毒

葛餅、葛湯為葛根所製造的澱粉——葛粉所做的東西。葛根大小為三十～四十公分左右。將葛根去皮，放入肉料理中，使肉柔軟，而且肉的油脂全為葛根所吸去，所以無肥膩之感，這樣較為好吃。

葛根不僅能除去肉的脂肪，而且能除去體內多餘的脂肪，使身體苗條，為中年發胖者佳品，又是喜歡飲酒者必需品。嗜飲酒者，一個月一定要飲二次葛根湯，能去酒毒，對飲酒所引起的腳部神經痛亦有效。

此外，酒精中毒的人可將葛根一五〇公克、鯉魚一五〇公克、水一·八公升一起煮，煮至剩四百CC即可飲用，非常有效。

一般將「葛花」乾燥之後，一年中均常用，中藥店亦有出售，乾燥的葛花煎熬後可代茶飲用，痔出血者，可用葛花二十公克、瑰花十五公克、水三六〇CC一起煎熬飲用，若仍不行，可將瑰花再度燒黑煎熬飲用，一定可止住痔出血。

・使妻子保持年輕漂亮的魔藥

女性用洗淨液洗性器，現在已成女性間的必需品，老實說此洗淨液雖能洗淨膣內，但對內分泌有害，洗淨用的消毒液將會影響保持女性青春、美麗分泌物的機能，而使女性迅速成為黃臉婆。

自古以來也使用洗淨液，但與現在的洗淨液不同。不但香味好，能洗淨膣內又能給予營養，促進內分泌代謝，又是各種中藥所調配而成，具解毒作用，能止膣炎、止癢，使產婦產後迅速恢復體力。

由於膣內直接吸收養分，故效果顯著。在此介紹極有效的性器洗淨液處方。

天然珍珠粉四十公克、人參一百公克，五倍子粉三十公克、當歸、石斛、白芷、川芎、丁香子各十公克，浸入九百CC的米酒，一天搖兩、三次，使混合快些，經三週即可。此酒加微溫水五倍洗淨性器。飲用亦有預防婦女病的效果。

•痰多為中風前兆、海蜇皮能去痰

海蜇皮在料理的前菜中常常出現，不僅好吃，又具藥效。

建議肥胖痰多的人，睡時、醒時痰多的人應吃海蜇皮。痰多為中風前兆，以去痰為抑止中風的先決條件。

用海蜇皮浸入淡薄的鹽水中，再除去鹽分。將海蜇皮薄切，與薄切的蘿蔔混合，放入醋、醬油、砂糖、麻油。這樣就發揮去痰的效果，對高血壓亦有效果。

•大蒜吃太多對肝臟有害

大蒜性味辛熱，熟大蒜性味辛溫，二者都具有溫中消食、解毒除邪、除冷積、殺蟲的功效。

預防和治療感染性疾病時，應該生食大蒜，因為大蒜熱後蒜辣素會迅速分解。

大蒜吃得太多對胃腸、肝臟不好，對眼睛亦有害。

一次大量食用是在特殊的情形下使用的。古時犯人因營養不足或運動不足而水腫時，均給予大量食用。

將大蒜與紅豆一起蒸，作湯飲用，具良好的利尿效果，能治療水腫。

現在也用大蒜與紅豆製成的湯來治療慢性腎臟炎，以作為輔助療法。將切好的大蒜放入鍋內，等燒至黑色，取出大蒜，僅使用熬成的汁。

生大蒜對結核也有效果，此外小孩流鼻血時可將大蒜磨細碎，放於足部內凹的部分，用紗布包好，不久鼻血就可止住，止住之後，不要忘記除掉大蒜。

•睡前強精法

躺在床上，將睪丸擺在中間，稍微用手移動看看，睪丸一定沒有擺在中間，僅一半在中間而已，當然這可能須要多練習看看。

這樣使睪丸溫暖，在睡覺之間就能蓄積精力，若能精於此法，您就成為不輸年輕小伙子的強精者。

•使發聲良好的特製果汁

早晨起來發聲不好，這是任何人都有過的經驗。在橘子汁中加入鹽，就能像早晨電視播音員一樣，發出良好的聲音。

將二個橘子榨汁，放入杯內，再加入鹽一小撮（大約四分之一茶匙），混合好後即可飲用。不要經五分鐘就發出舒暢的聲音，不會具有嘶啞聲，真不可思議。

•打嗝止住法

打嗝若止不住時，可用診脈法試試。用診脈的要領，將右手無名指置於左手頸跳脈處，然後再並排置放中指、食指。使每個手指都感到有脈在跳動，稍微挪開手指的位置看看，等三根手指均感到有脈跳動後，深深地吸氣，停止呼吸，用力壓迫手指按處。等到已無法忍住時再吐氣，同時手指離開脈處。

如果還不能止住打嗝，可再做一次看看。正確地壓對位置就成功了。

•失眠症者用腳浸泡熱水即可入眠

怎麼也睡不著，眼睛一直張開，為此困惱者，可施行以下有效方法。

先做頭部搖轉運動一五〇次，使頭腦清爽，然後什麼都不要想。

睡不著覺的人可能會認為與所吃的食物有關，但食物沒有重大關係，只是不要飲酒或吃辣的食物。

若這樣仍然無效，可將腳浸泡熱水至膝部為止，這樣腳的血液循環變好，心情舒暢就能入眠。

‧梅乾能除去腫疱

《本草綱目》記載：「鹽藏而食，袪痰止嘔吐，消食下酒。止渴，和五臟，能滌腸胃，除煩憒惡氣。」

人們自古即利用梅乾除去腫疱（疣之類）。

將梅乾種子除去，弄碎之後混合飯粒（梅乾性太強，故要配合飯粒使用，以一個梅對二飯粒的比例來混用），加以攪拌使成糊狀，然後貼於患部用繃帶或絆創膏包好。這樣替換做三～七次，漸漸地腫疱就變小。

將烏梅（中藥店有售）蒸了再使用效果更好。

梅味酸，對胃黏膜有一定的刺激作用，所以，潰瘍病患者及腸胃不好的人要慎食。

●柿樹有八寶

李時珍說：「柿，樹高葉大，圓而有光澤。四月開黃白色的小花，結的果實為青綠色，八、九月才成熟。」

柿樹是庭院中常見到的樹木。柿子含豐富的維他命A、B、C及碳水化合物。柿木可做裝飾品、傢俱，果實可食用，葉沾到雪後其表面可寫字。柿子皮、花、蒂均可做藥用，木板及根也做藥。故俗諺「柿樹有八寶」非常受人珍重。

柿樹具獨特的香味，蟲不會咬，鳥也不會作巢。

附錄
強壯美容又好吃的食物

討厭肝臟者的肝料理

這是不必擔心發胖的高級美容食品，小孩、老人或討厭吃肝的人及年輕女性，吃了不會察覺是肝臟料理而快樂食用。

①將一隻雞洗淨，除去水氣，在內臟內倒入少量的酒。

②除去表面油脂，作成清湯（一人一份加蛋一・五個）。

③準備一人份二十五公克豬肝及兩個蛋白。

④將豬肝洗淨，拭去水氣，加入少量薑汁，再浸入酒以除去腥味。

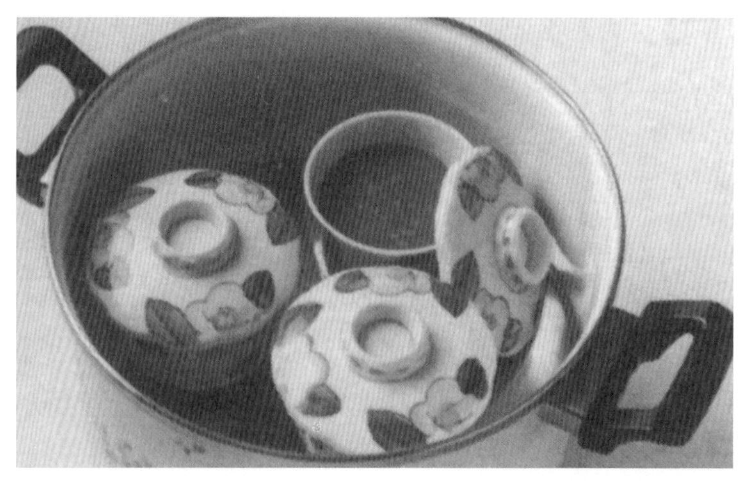

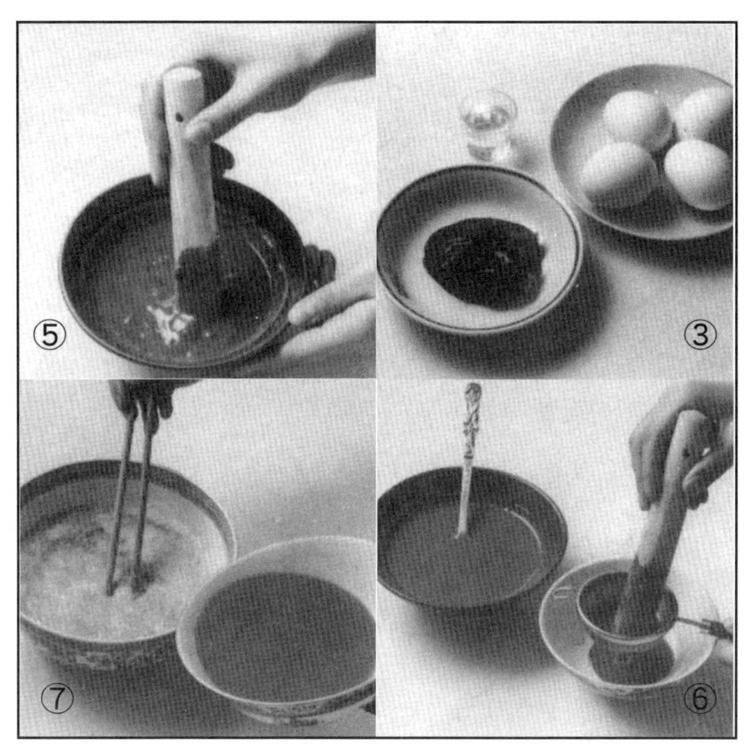

⑤將沾在豬肝上的酒除去，放入研鉢內磨碎。

⑥在磨碎的豬肝內加入少許的清湯與薑汁，用過濾器過濾。

⑦將蛋白攪拌起泡混入⑥中。

⑧再一次過濾。

⑨放入幾個蒸碗中，然後用蒸鍋蒸二十分鐘即可。

香菇湯妙味

這是一道能夠除去體內毒素的健康妙湯。

只用香菇再加上雞皮，就變成肉質柔潤、味道好的高級正餐料理湯。

①選乾香菇，傘不張太大，肉厚適中，一人份為五個。

②將香菇浸泡水中一小時。

③香茹變柔軟後，再把香菇豆除去。

④用四人份一〇八CC的水煮。此時可加入雞皮少許，開始煮時用中火，等煮開後用小火煮四十分，秘訣是不要使之沸

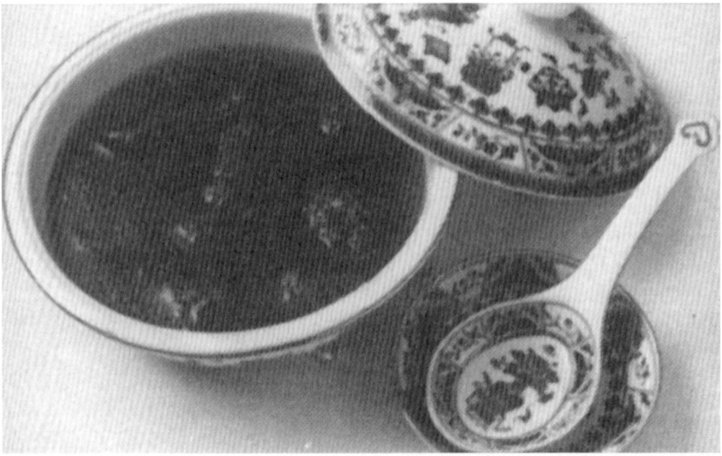

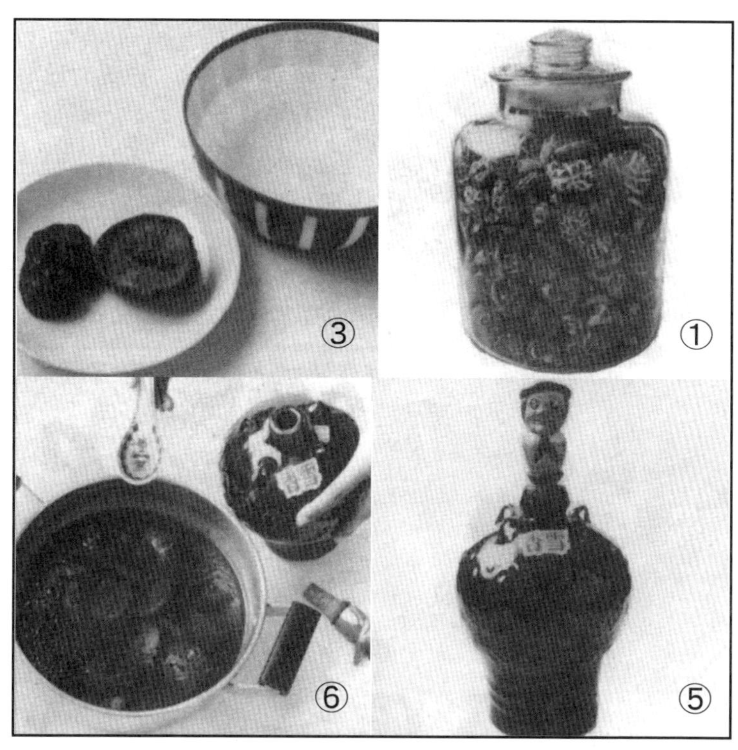

騰。

⑤快完成時可加老酒一大匙，等二～三分鐘香味出來時即可熄火。

⑥吃時可放鹽或其他調味料。

※可將大塊切連肉的雞骨或雞腳加入，味道更濃。

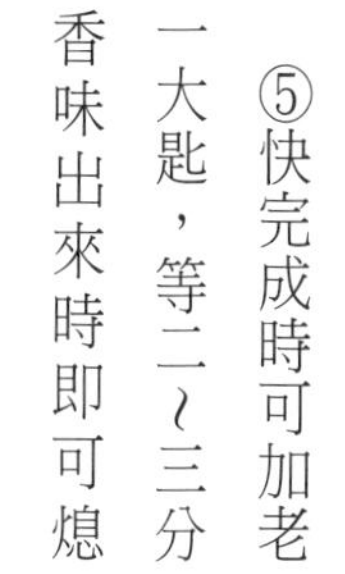

促進內分泌的佛跳牆

「好吃，香味連佛也忍不住要翻牆來吃了。」是一道名菜，加上強精的中藥蒸煮。

①材料為乾鮑魚、干貝、乾海參、魚翅，雞一隻做為高湯。

②將海參浸水三～四天，換水數次，去除其中砂石。

③干貝（一人份三個）浸入水中四小時。

④乾鮑魚用牙刷除砂，浸水一個晚上。

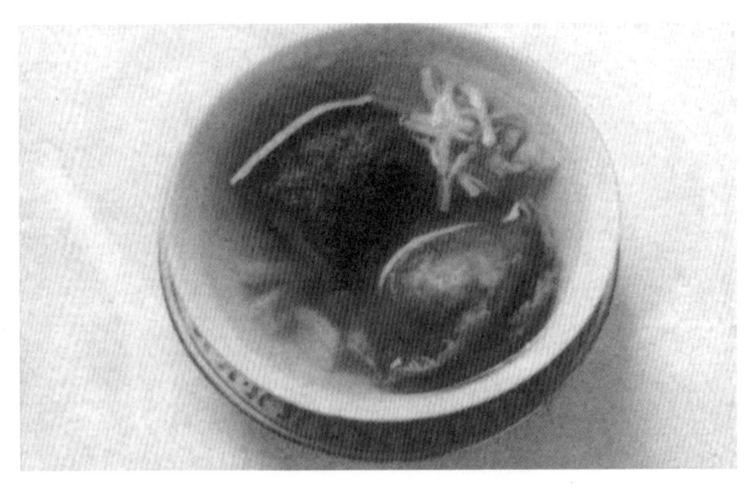

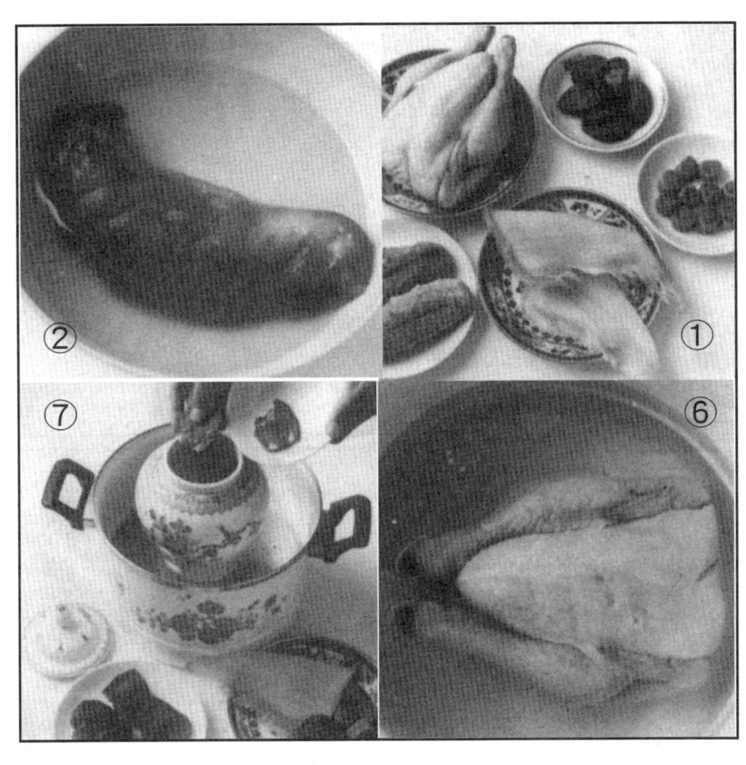

⑤魚翅一人份的五十公分，用水煮後用冷水清洗再煮，重複二～三次約費時八小時。

⑥雞一隻熬為湯。

⑦在蒸鍋內放入七二〇CC雞湯，加入①～⑤的材料及酒二大匙，蒸三小時。

⑧在小湯碗內放入干貝及湯再加入鹽、胡椒。

※加入金華火腿六十公克味道更好。

具強壯效果的燕窩

燕窩具強壯效果，又能清肺。即使一流餐廳能做真正燕窩的已很少。若不怕費事可自製燕窩料理。

①準備燕窩二級品，小的即可。一人份二十公克。

②用冷水大略洗淨，然後浸水六小時，中途換水。

③等變軟後，毛及髒物浮於水面，然後小心除掉。

④最後用水龍頭的水強力沖洗，再去除水氣。

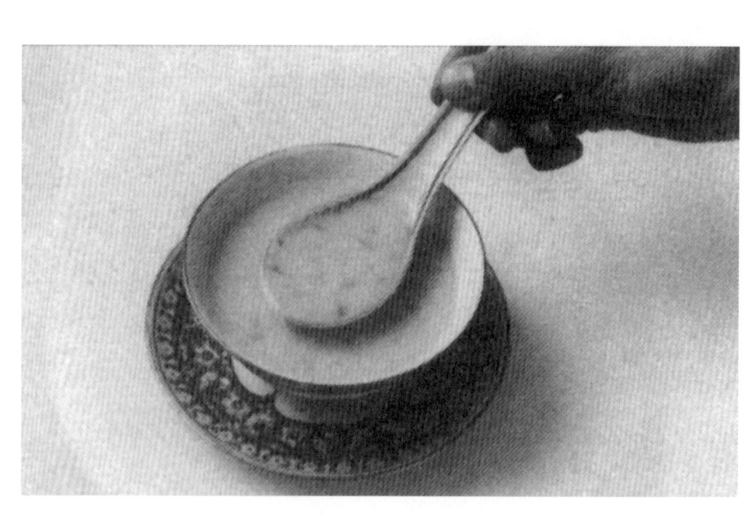

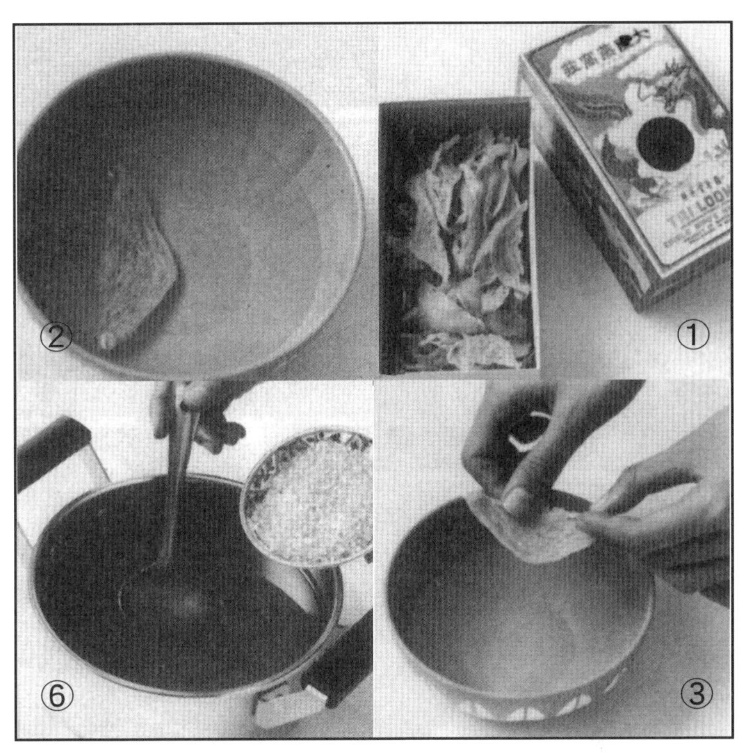

⑤在鍋內加入水（四人份七二〇ＣＣ）將燕窩細細撕開放入。⑥可放入冰糖或粗白糖。

⑦約煮十五分鐘後好吃的燕窩就成了。

※不喜歡甜味者，可加入細切的雞肉，及蛋白和鹽調味。

抑制胃酸過多的皮蛋粥

沒有食慾的人，或晚上遲睡者，早上起床時口苦者，以及喝酒抽菸過多的人最適合吃，能增進食慾，幫助消化。

加入皮蛋，比普通的稀飯快三成煮熟。

①將四人份一杯的米洗淨。

②準備四人份雞腿二支。

③將皮蛋剝殼，各二～三公分左右細切。

④將薑細切。

⑤將米及一・八公升的水放入鍋內，

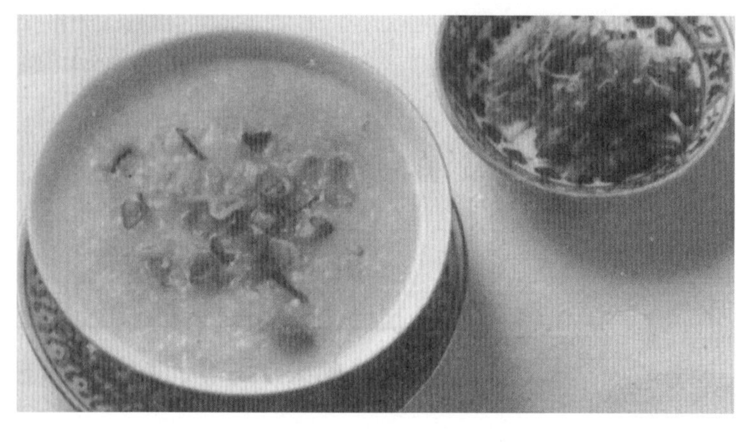

②③④也一起放入，用中火煮。

⑥沸騰後，改為小火，為了不使燒焦要常常攪拌。

⑦經三十分鐘左右，水量成半，取出雞肉切細碎再放入粥內。

⑧再煮十分鐘，即停火，加入鹽、胡椒、葱花即可食用。

※若不用雞肉可用瘦豬肉代替也很好吃。

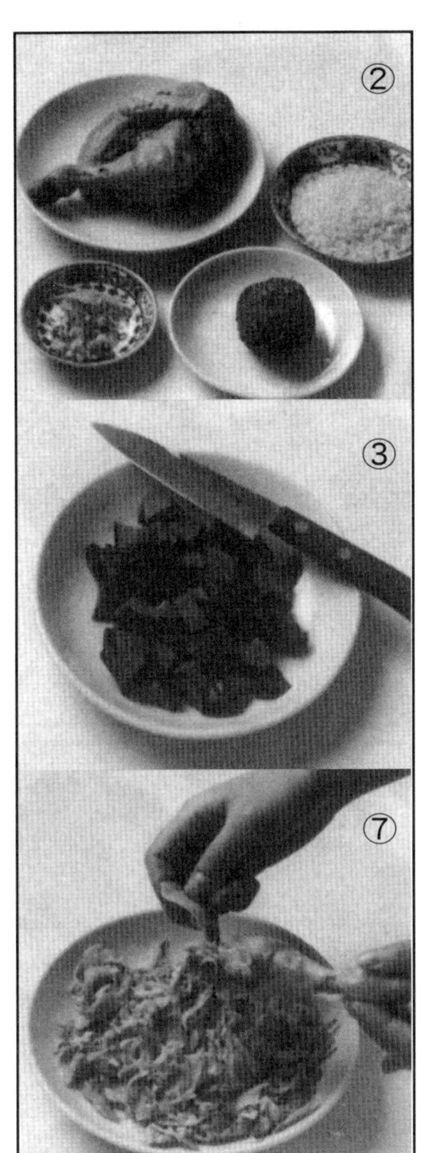

糯米蓮藕能增血

蓮藕呈淺粉紅色，糯米呈花瓣形，是非常好吃的點心。

蓮藕含豐富鐵質，貧血的人常吃不錯，是具代表性的養生食品之一。

①將糯米浸水三~四小時使它變柔軟，放入簍子除去水氣。

②準備連節的肥蓮藕，洗淨後將兩端節切下，蓮藕皮不必削去。

③在蓮藕內用筷子裝入糯米。

④裝好後，將切下的節做蓋，蓋上，然後插上牙籤封好。

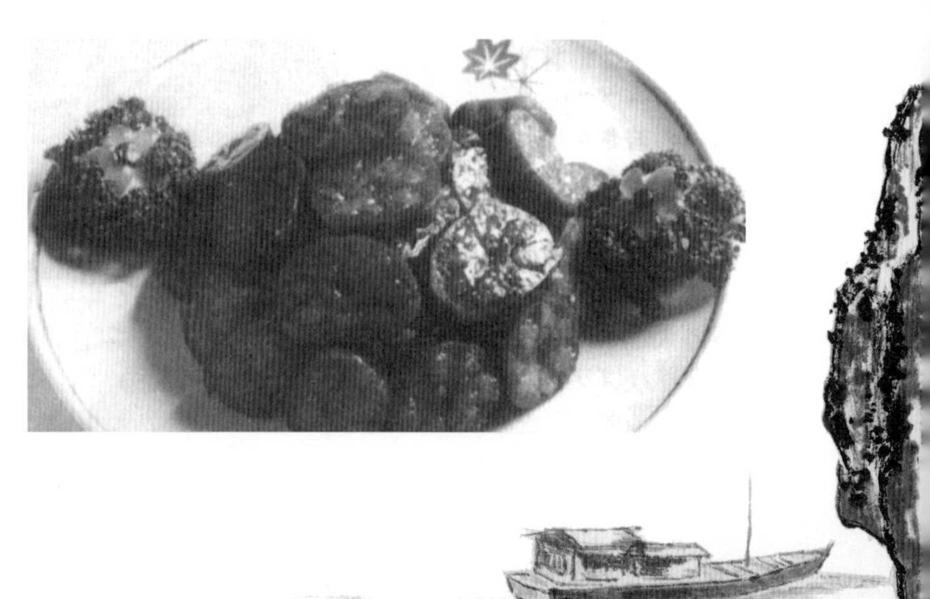

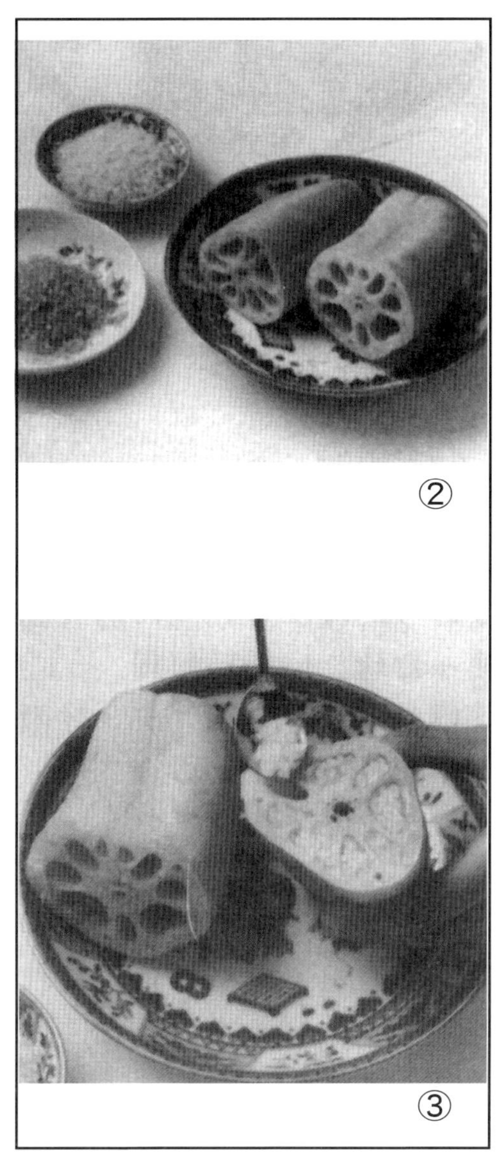
②
③

⑤在鍋內放入蓮藕，放入八分水煮。
⑥等水成三分之一時可加粗砂糖，再稍煮。
⑦取出蓮藕，去蓋，各切成一公分左右。
⑧剩下的汁再熬成糊狀，倒入盤內的蓮藕中即可。

對心臟有益的燉靈芝

清朝西太后常吃靈芝湯，至六十歲仍能如四十歲般年輕，為長壽不老秘密食物。

①準備一人份靈芝三公克，各切成二公分左右。再薄切薑片。

②準備一人份雞腿半支。

③在蒸鍋內放入適當大的燉鍋，放入①、②材料。

④將沸騰水一八〇ＣＣ（一人份）放入鍋內。若有龍眼乾可放少許。這樣具甜味且味道更濃。

⑤大約蒸二小時半即可，主要是喝湯，吃靈芝也可以。

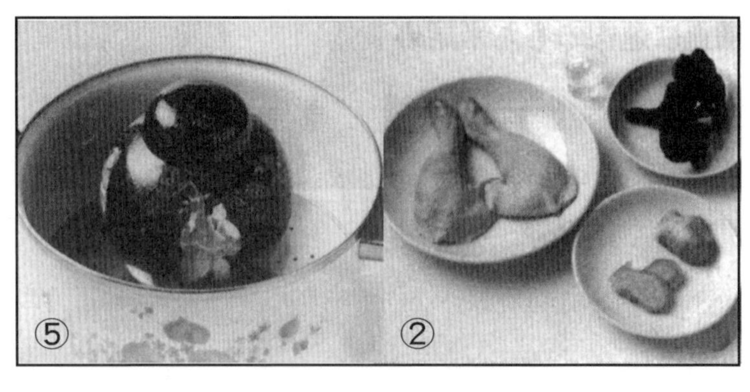

燉鹿茸使男性信心倍增

①將鹿茸浸入三大匙的酒內使酒滲入。

②浸一個晚上。

③將滲入酒鹿茸的毛除乾淨，用剃刀薄切，請中藥店的人切亦可。用普通菜刀是切不下的。

④將鹿茸與切好的兩片火腿，酒少許放入一人份開水一八〇ＣＣ，蒸二小時半至三小時。僅喝湯即可。

這是使用高價鹿茸，具強精效果的湯汁。

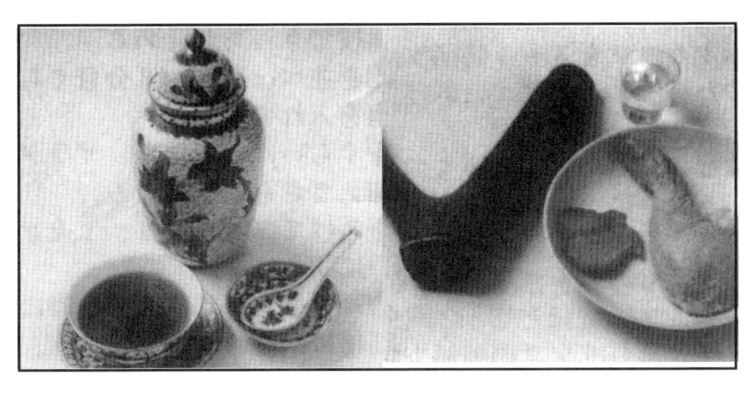

能淨血的杏仁湯

杏仁的美肌效果最佳。以杏仁、胡桃、芝麻作湯，為美容食物。

杏仁有苦、甜二種，使用甜的來做。

①準備一人份三十公克的杏仁。

②杏仁浸入水或溫水三小時，皮就輕易地剝去。

③米（二大匙為五人份）浸入水中使其柔軟。

④將杏仁與③的材料放入果汁機中加入與米同量的水攪拌。

⑤等成糊狀再加入同量的水再次攪

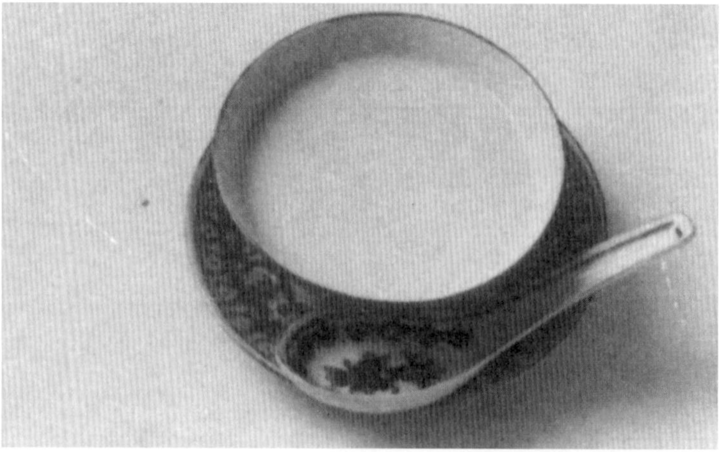

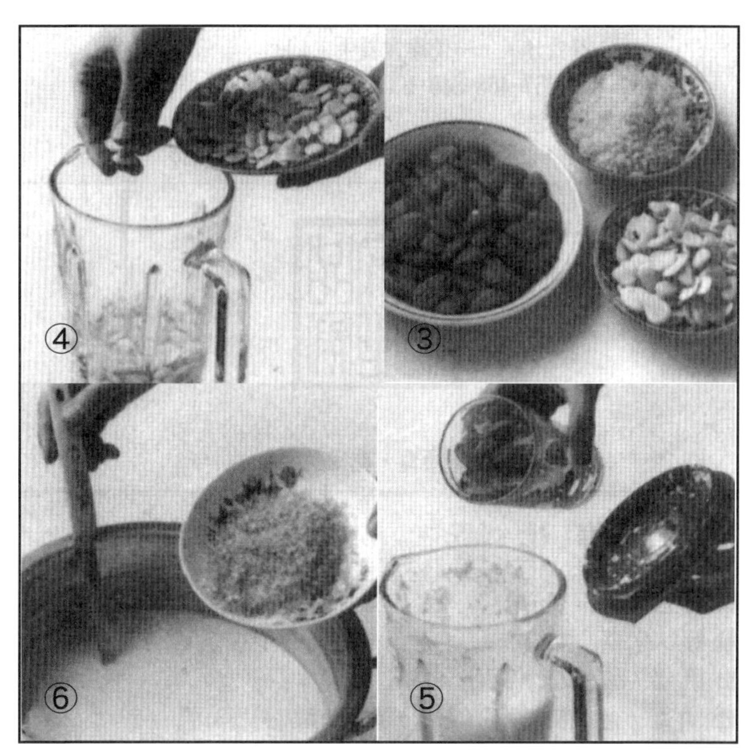

拌，這樣反覆三～四次，約十五分鐘後，一點一點地加入七二〇CC的水混合。

⑥將⑤的材料移入鍋內，加入適量的冰砂糖（或蜂蜜）。用中火煮沸後改小火煮。

砂糖溶解之後即可。

※蜂蜜要等熄火後再加入。

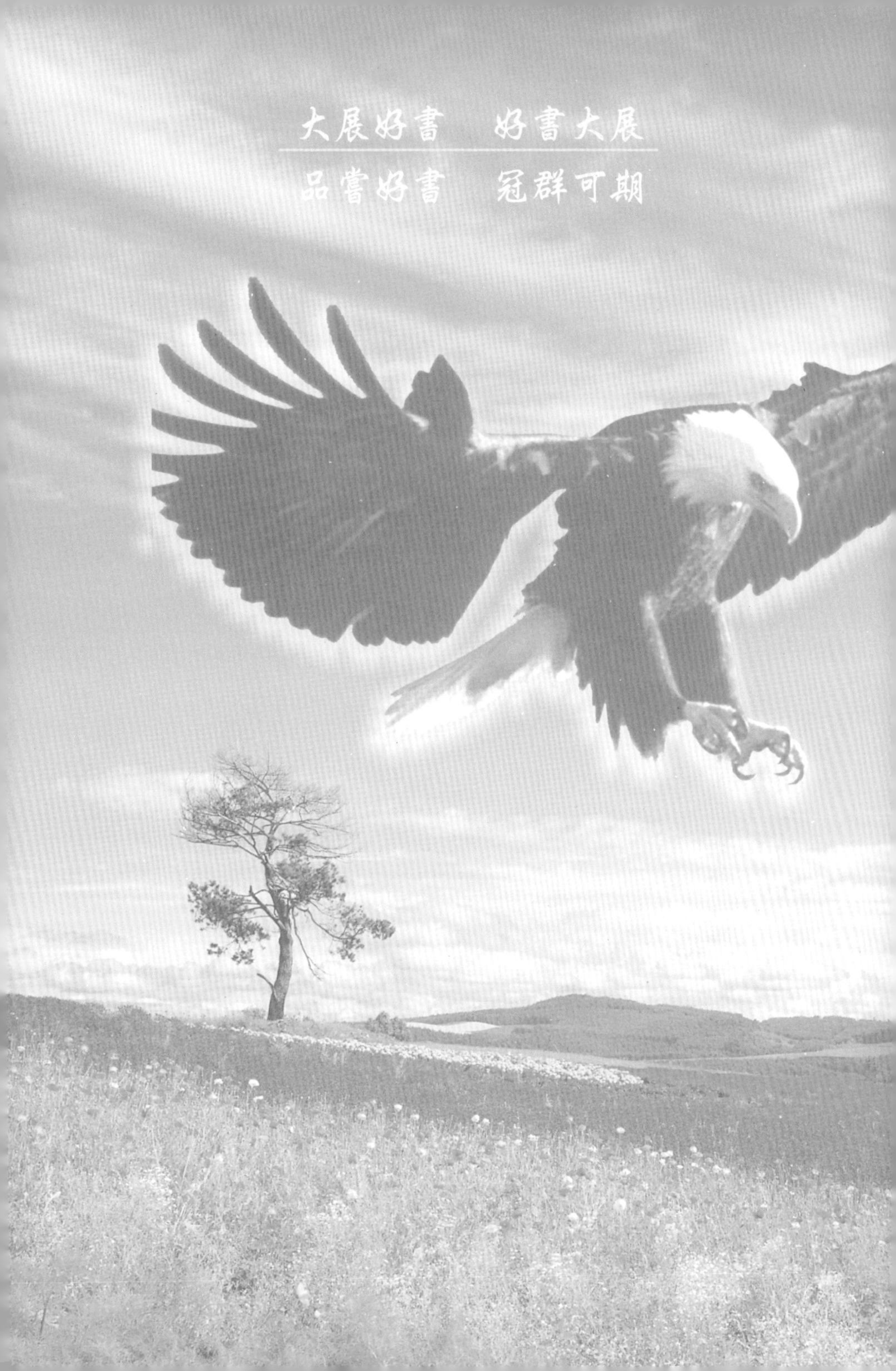

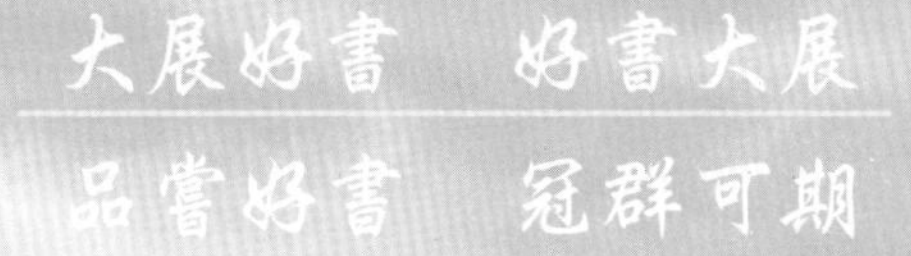

大展好書　好書大展
品嘗好書　冠群可期